食べる力は生きる力

100年食べられる胃

比企直樹
医師
北里大学医学部上部消化管外科学主任教授

サンマーク出版

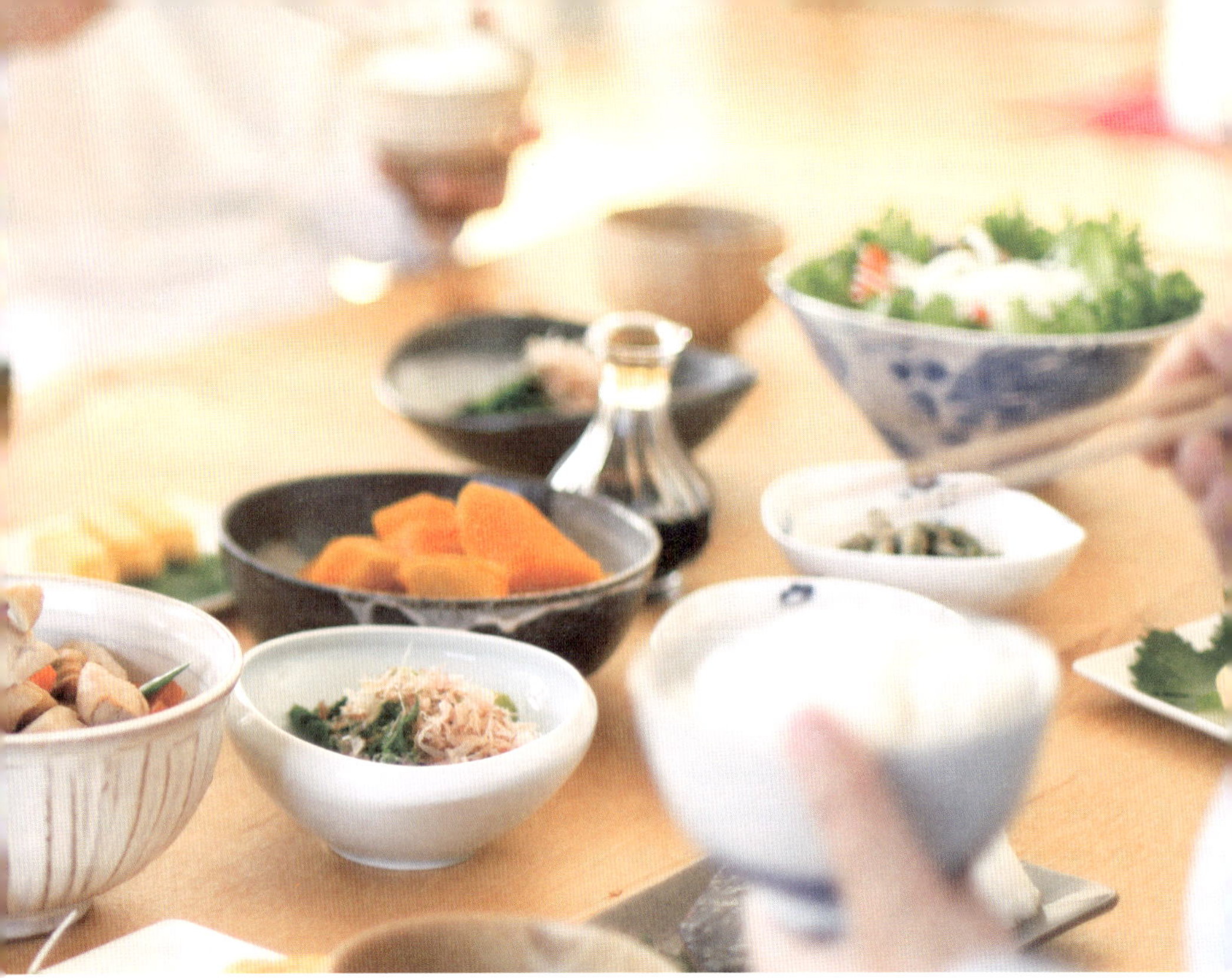

生きることは食べること。
その、「食べる」を司る「胃」。

胃には、食べた物を消化し、全身に栄養成分を送る役目だけでなく、「食欲」そのものも司ることが、近年あきらかになりました。

消化の第一ステップにして、
「食欲」をも司る「胃」。

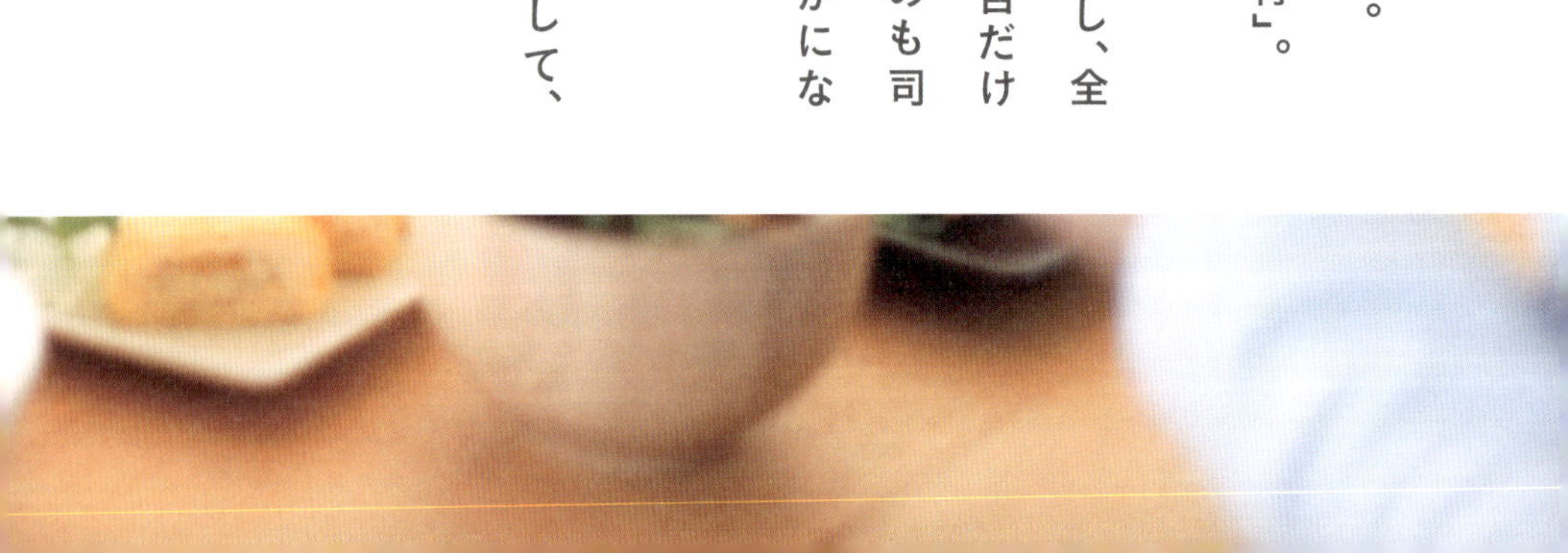

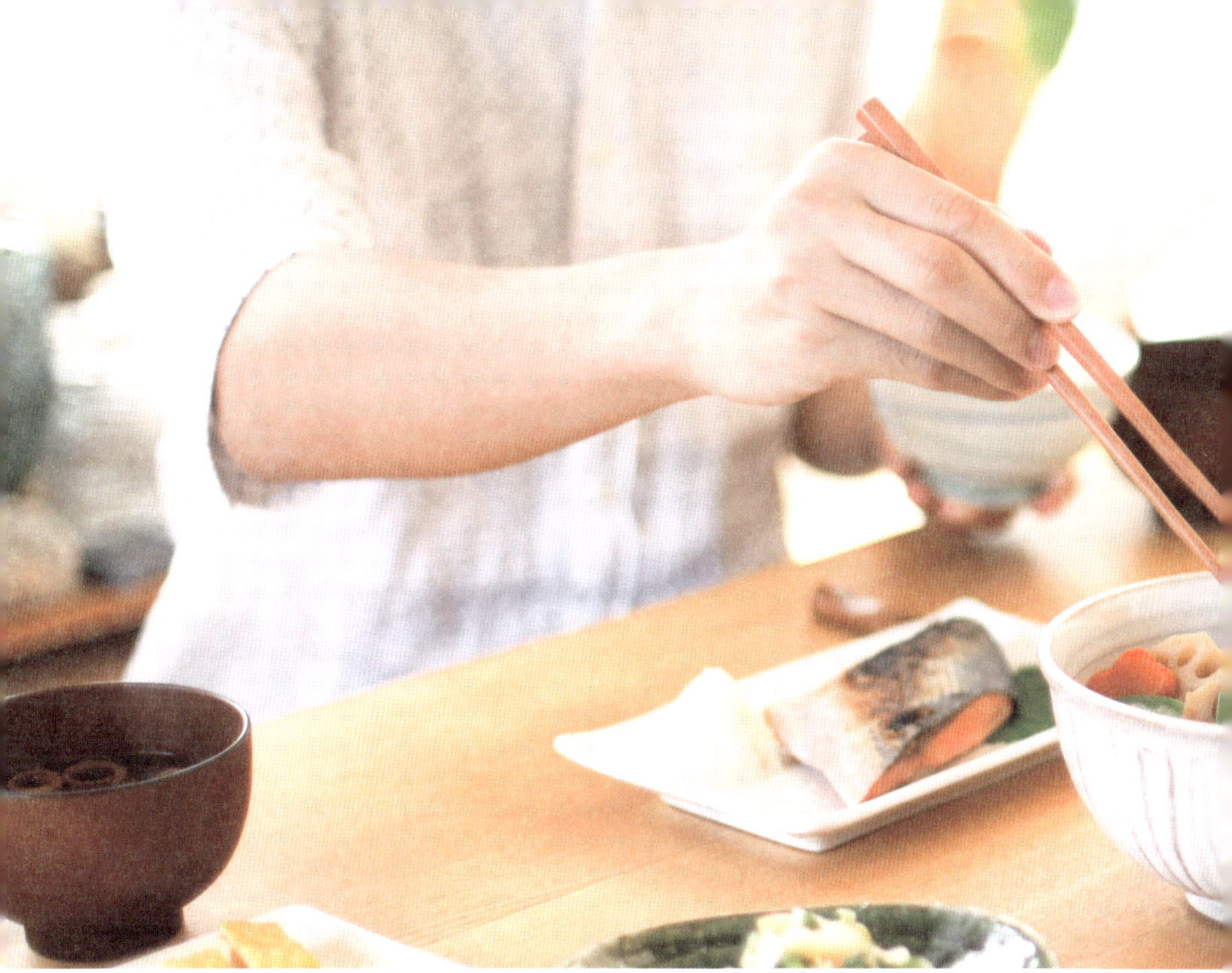

その胃の外科手術で国内トップの腕を誇るといわれる比企直樹医師は、胃がん手術において、胃の「ある部分」を残すことが、手術後の健康と食欲を守ることを明らかにし、数々の新しい手術方法を開発してきました。

3000をゆうに超える胃を見て、触れて、誰よりも胃の真価とケアの大切さを知る医師が、人生100年時代を健やかに生きるための、胃とのつきあい方を教えてくれました。

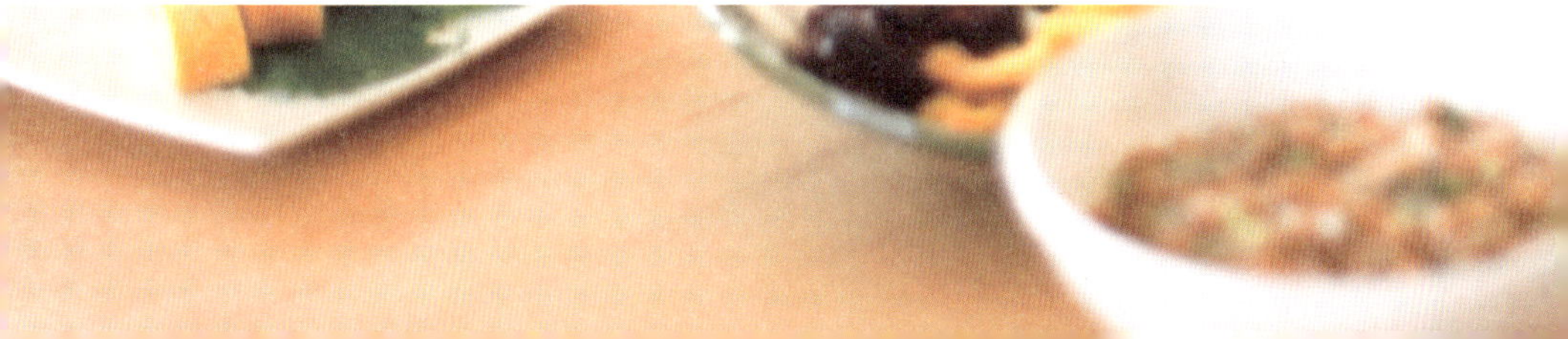

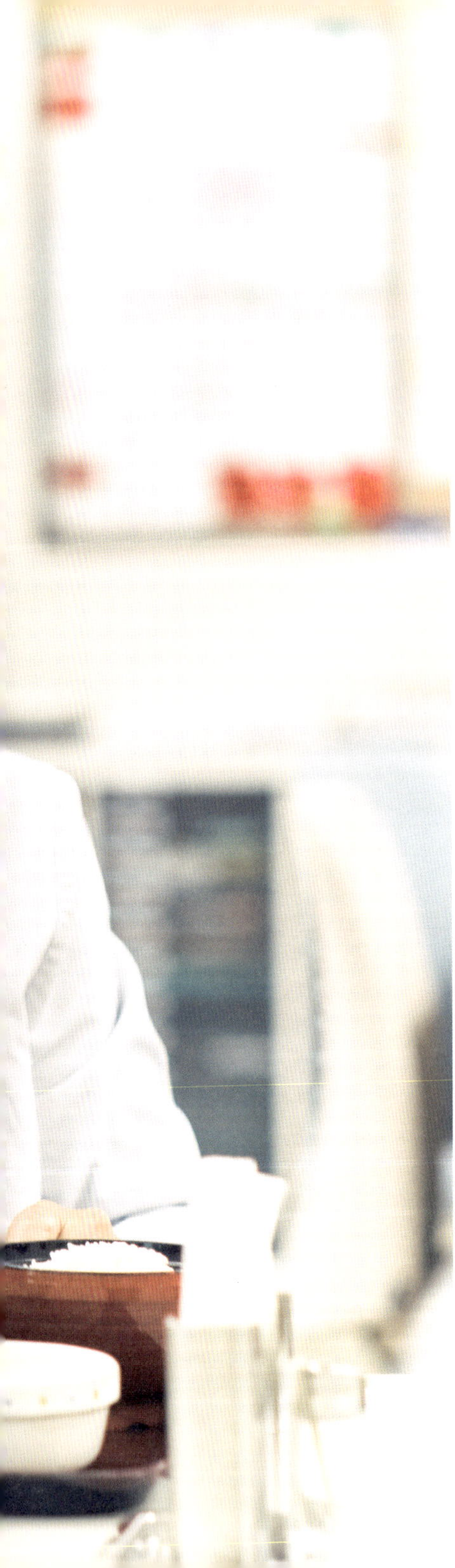

「食べられる」を守る「胃の話」をします

こんにちは、消化器外科医の比企直樹です。

私は、新しい１０００円札の顔・北里柴三郎が創立した北里大学医学部（神奈川県相模原市）の上部消化管外科学で主任教授を務めています。

以前には、がん専門病院にして研究機関でもある「がん研有明病院」の消化器外科で胃外科部長を務めるなど、長きにわたり「胃」と向き合ってきました。**おそらく、日本で一番多く胃がんの患者さんの手術を行ってきたのではないかと思います。**

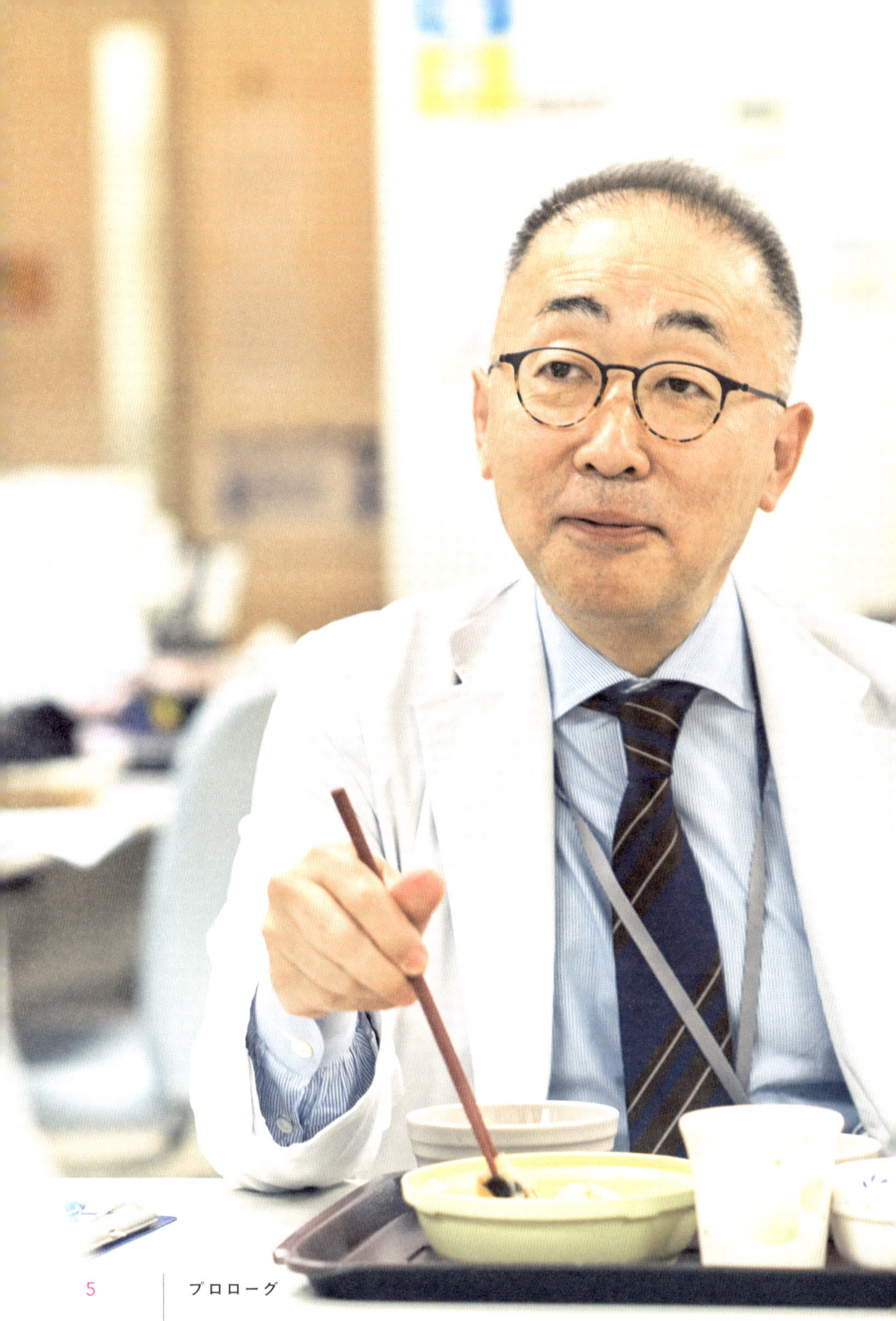

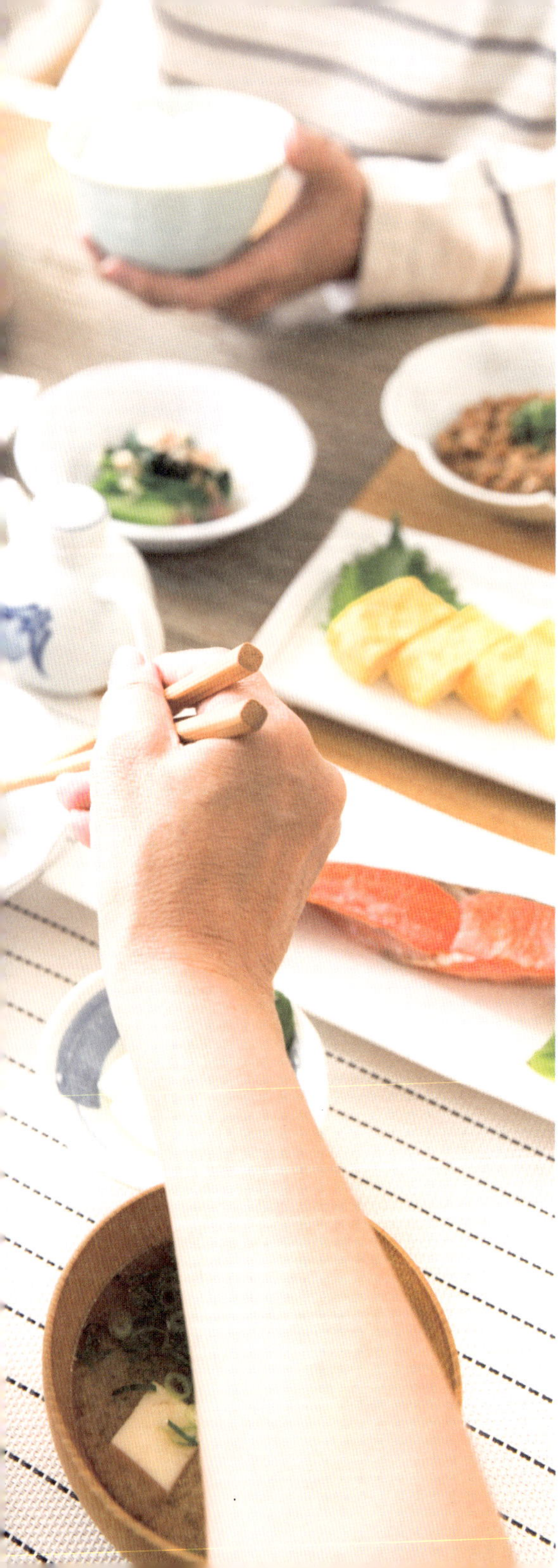

胃と言って、すぐにご自身の胃を想像できますか？　年に1回健康診断の際の胃カメラ（上部内視鏡検査）で、空っぽにした自分の胃をご覧になる機会がある方もいらっしゃるでしょう。日ごろは胃のはたらきには無頓着、でも、年に数回、食べすぎ飲みすぎで胃がもたれたりしてはじめて、胃のありがたみを意識する。そんな方も多いでしょうか。
人知れず、日々黙々と、食べたものを受け止め、胃液を出し消化の第1ステップをひたむきに担う胃。

――ですが、じつはそのことと同じくらい、胃には大切な別のはたらきがあります。

それは、「胃」こそ「食欲の司令塔である」ということです。

「食欲」――それは、人間にとってきわめて大切な欲求です。

「食べられなくなったら終わり」と言いますが、これはまさにそのとおりで、人は口から食べられなくなると、からだは一気に弱ります。

食欲がなくなると、当然食べられなくなり、食べられないということは、低栄養につな

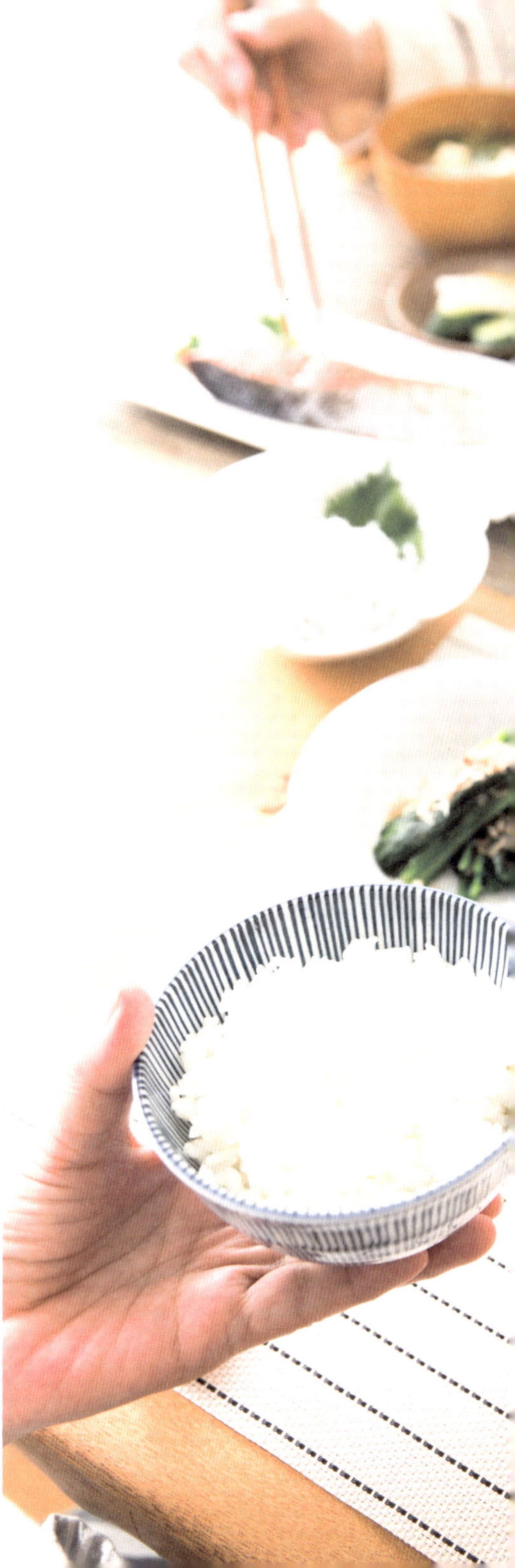

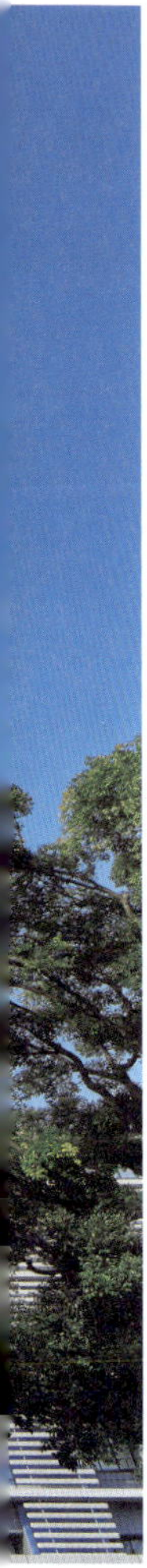

がり、本来受けられるはずの治療（抗がん剤治療であったり、手術など）が行えないことになります。

「食べられる」ということは、治療の現場ではきわめて大切な指標なのです。

私は外科医として、一貫して**胃の切除部分を極力小さくすること、合併症を起こさせないことで、「食べる」という人生の大きな楽しみを損なわない手術**を追求しつづけてきました。

また、前職のがん研有明病院では、胃外科部長をしながら栄養管理部を立ち上げ運営し、現在の北里大学病院でも、栄養部の部長を兼任しているほか、日本栄養治療学会という学会の理事長も務め、栄養と治療との密接な関係を研究・実践してきました。

手術が成功してがんをすべて取り除くことができさえすれば、患者さんがハッピーに生きられるかといったら決してそうではありません。

重要なのは、手術後もその方がしっかり食べることができ、普通の暮らしができ、楽しい時間を過ごすことができること。私たちが取り組むのは、そのための治療でありたいと思います。

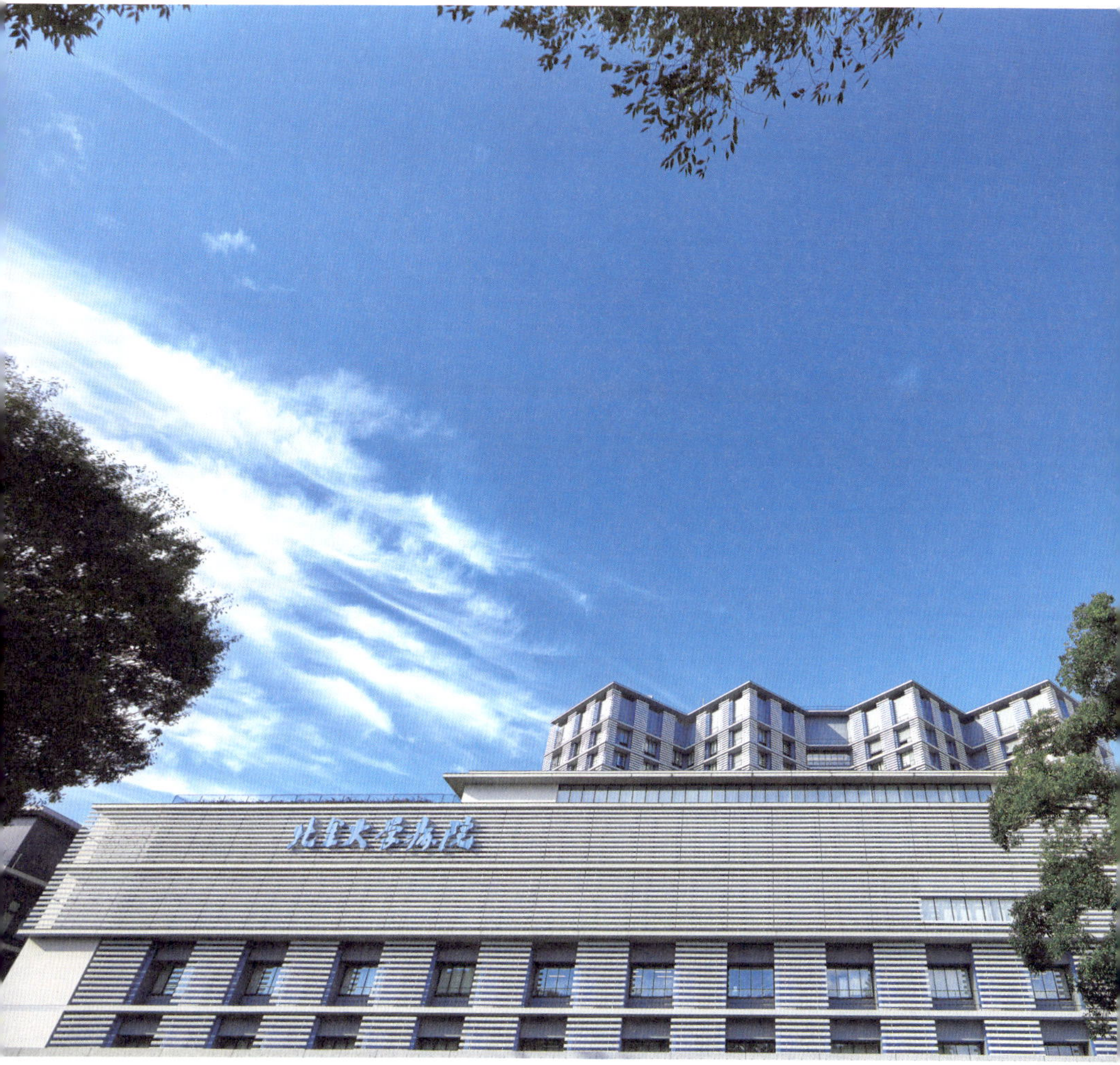
北里大学病院

「胃の全摘しかない」と言われた人の9割は全摘せずに済んだ

ですから、「がんを治すために胃を全部取りましょう」――そう簡単に外科医が言うとしたら、とんでもない話だと私は思います。

もちろん、がんができている場所が悪く、全摘しか方法がない場合もありますが、安易な胃の全摘は、患者さんを不幸にするというのが私の持論です。

若い頃、東京大学医学部附属病院の胃・食道外科で助手をしていた私は、「胃全摘した患者さんはなぜ、こんなにひどい状態になってしまうんだろう」と感じていました。

食事が全然喉を通らないだけでなく、逆流感があったり、詰まり感があったり、味覚が障害されたりして、食べることが苦痛になる。でも、食べなければ生命が維持できませんから、無理やり義務的に食事をこなすだけになった患者さんをたくさん見ました。

昔の面影がなくなるくらい、げっそりとやせ、嘔吐と下痢に苦しむ患者さんの姿は、私に、本当に胃全摘しか方法がなかったのか、と痛切に考えさせるものでした。

高齢者では、胃を全摘すると、心臓病や脳梗塞など、胃がん以外の病気で多くの患者さんが亡くなることが研究によってわかっています。せっかく胃がんは治ったのに、それ以外の病気で亡くなってしまうという現実に、非常に嘆かわしく、悔しい思いが募りました。

胃を全摘することは、大切な食欲を奪い、生きる活力まで切り取ってしまう。胃を全摘せずに残すには、どう手術したらいいのか、栄養管理はどうしたらいいのか——それを私はずっと考えながら、外科医の道を歩いてきたと言えます。

だからでしょうか、私のところにセカンドオピニオンに来られる患者さんのほとんどは、**「胃全摘しかないと言われたけれど、本当に全部取らなきゃいけませんか」**という相談です。

セカンドオピニオンとは、最初に医師から言われる説明＝ファーストオピニオンに対して、別の医師に2番目の意見を求めることを指します。病気の治療法はたくさんあり、とくにがんは、医療の進歩のおかげで、治療後も長い人生が待っていることになります。生命を救うだけでなく、「いかに治すか」が問われる時代です。

実際、相談に訪れた患者さんが持参された画像などを診てみると、なんと9割は全摘しなくて済むものでした。**少なくとも、「食べる」ことに大きく作用する胃の一部を残しつつ、がんは完全に治せると判断できた症例が9割ほどもあったのです。**

無論、一部を残す手術は難度が高く、どんな外科医でもそれを行えるわけではありません。しかし、私が開発した手術方法を正しく行い、その後の栄養治療やリハビリをきちんと実施することで、多くの方が、その後も食べることを楽しみながら長生きされています。

２０２４年7月、下関市で開催された学会で私が発表したのは、「胃全摘対象患者に対する食欲温存胃切除（Appetite Preserving Gastrectomy：APG）」という手術方法でした。

この手術は簡単に言うと、**胃全摘しか方法がないとされる患者さんに行う、食欲を司る「グレリン」を分泌する「胃のある一部」を残す手術です。**

実際、北里大学で、２０２３年4月から10月にかけて10人の患者さんにこの手術を受けていただきましたが、術後1か月で皆さん食欲が落ちることなく、いずれの患者さんも十分な食欲があるとともに、筋肉の減少を認めませんでした。

安全かつ容易にできるシンプルなこの術式は、たしかな治療実績を有する世界で初めての方法として、大きな注目を浴びました。

私が20年以上にわたって取り組んで来た、患者さんの生きる活力を守る胃がん治療に、一つの解が示せたのではないかと思います。

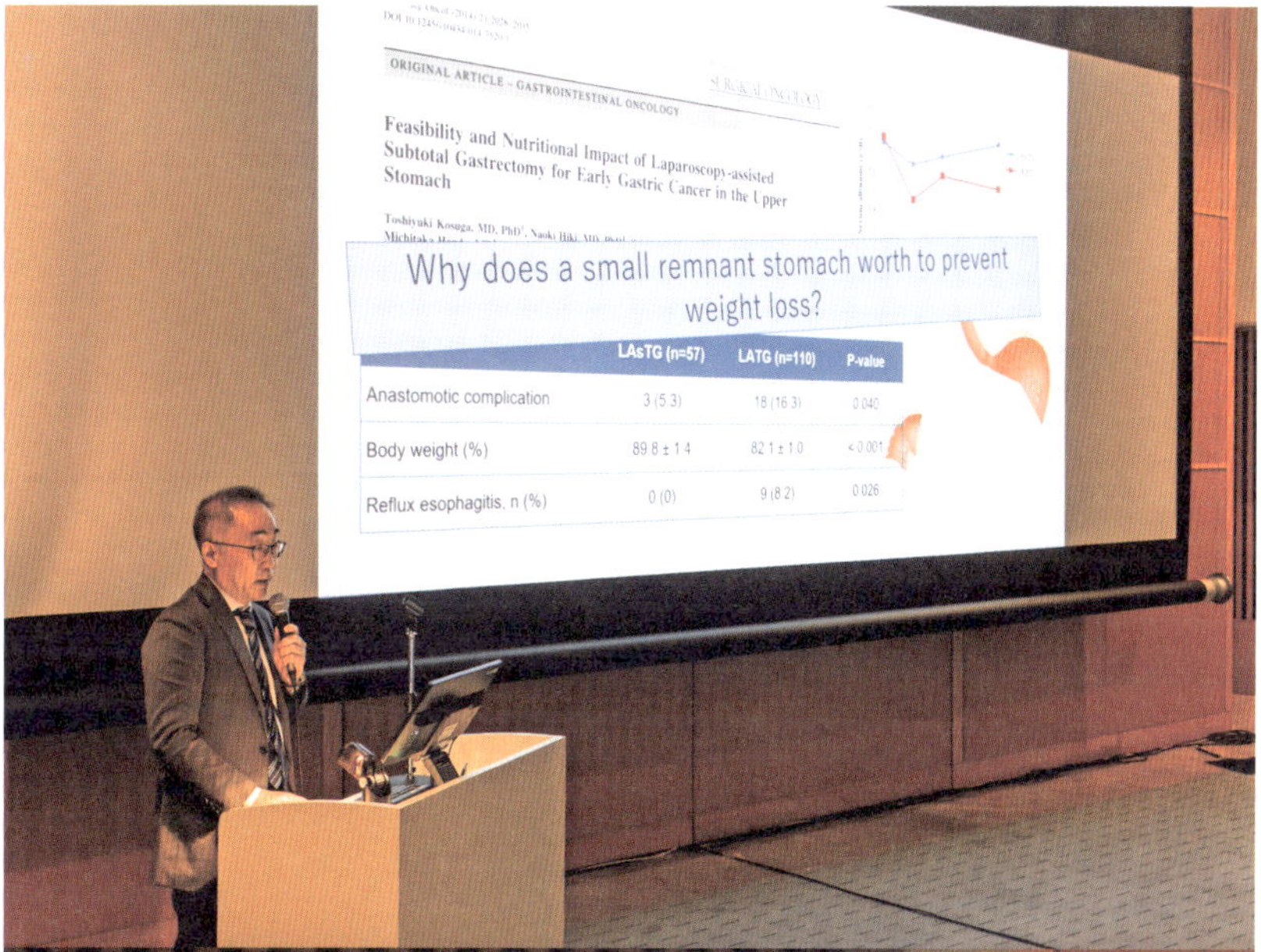
ORIGINAL ARTICLE – GASTROINTESTINAL ONCOLOGY
Feasibility and Nutritional Impact of Laparoscopy-assisted Subtotal Gastrectomy for Early Gastric Cancer in the Upper Stomach
Why does a small remnant stomach worth to prevent weight loss?
LAsTG (n=57)
LATG (n=110)
P-value
Anastomotic complication
Body weight (%)
Reflux esophagitis, n (%)

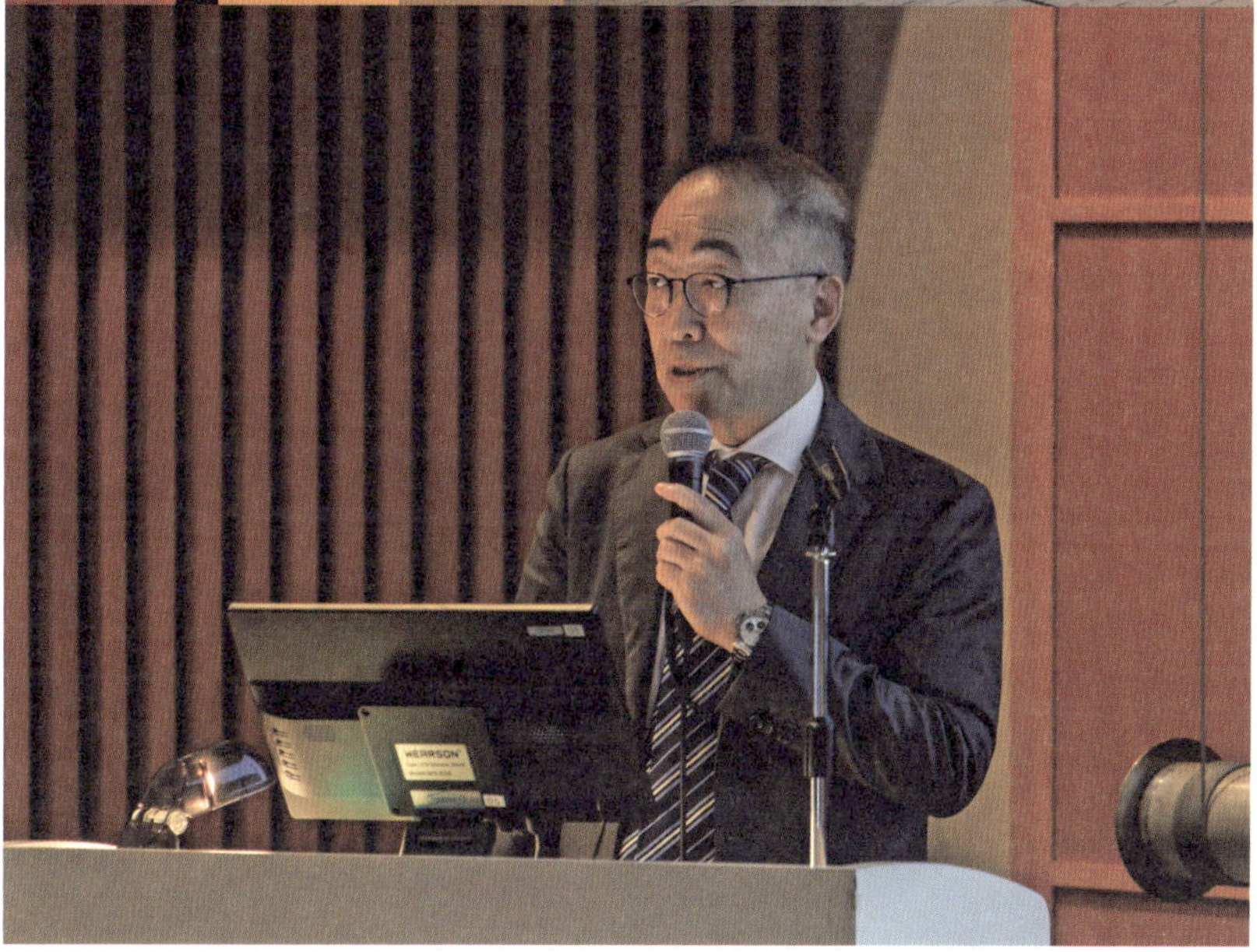

胃のある一部を残すことで、胃がんの手術をした人も食べられる。その「ある一部」についてはさっそく1章でご紹介していきますが、「食べる」を守るための私の取り組みは、手術にとどまりません。

先に少し述べましたが、私は外科医になった当初から、**栄養と治療の両輪の大切さ**を痛感していて、がん研有明病院時代には「栄養管理部」を運営し、患者さんのための栄養管理を目指しました。

現在は、北里大学で栄養部の部長を兼任し、上部消化管がんの手

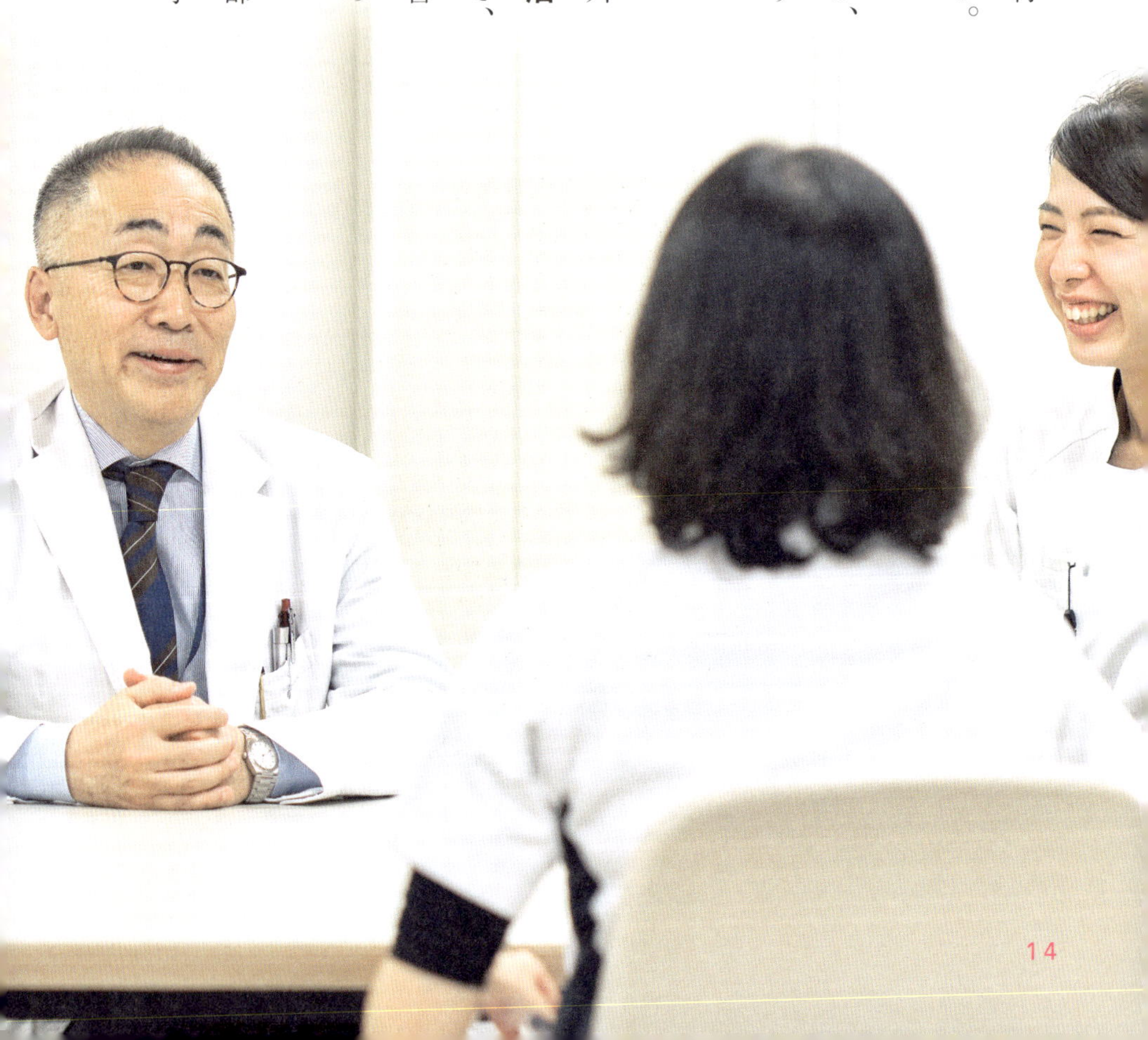

術に加え、医学部・栄養部合同で「栄養塾」を開き、次世代ドクターと管理栄養士の指導に携わるなど、栄養管理を担う多職種スタッフによる専門チーム（NST＝Nutrition Support Team）の必要性を提唱し、世の中に広めてきました。

栄養治療は、必要な栄養素やエネルギーを十分に摂取できていない病的な低栄養状態を治療するだけではなく、患者さんの生活の質も向上させる重要な治療法ですが、その基本となる栄養学は、あらゆる方々の健康維持に役立つものらで

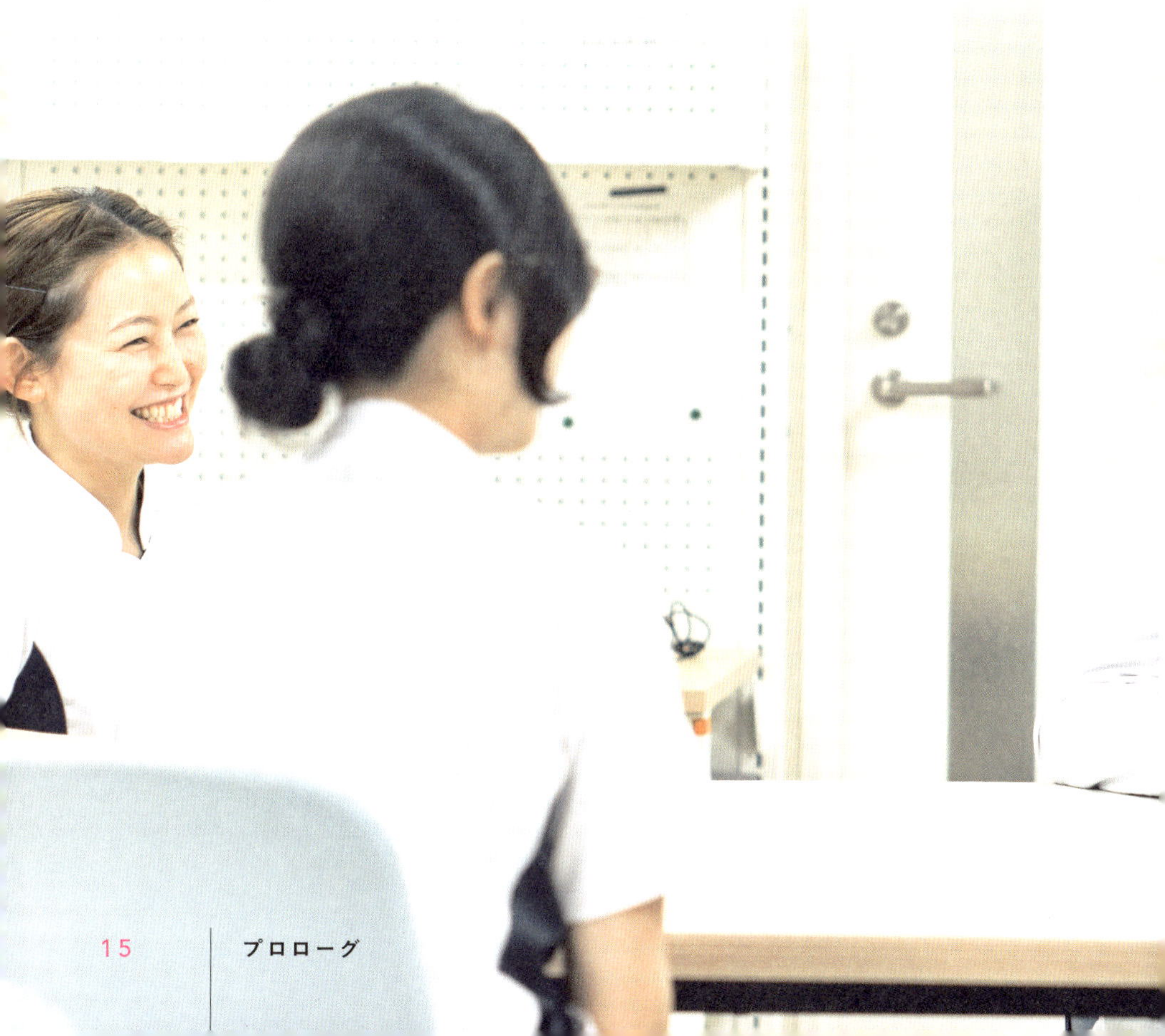

す。

食べることは、生きることです。

食べる欲は、生きたいという欲と言えるでしょう。

そんな、生きる欲を支える「食べられる」を守るために、30年以上にわたる消化器外科医人生から得た、胃の奥深さと、元気な胃を長持ちさせる方法をお伝えしていきます。

多くの方に読まれますよう、なるべく医学用語を避け、わかりやすい表現を心がけました。本書により、胃についての新しい発見をされ、より心身をいたわられますことを願っています。

2025年1月　比企直樹

Contents
目次

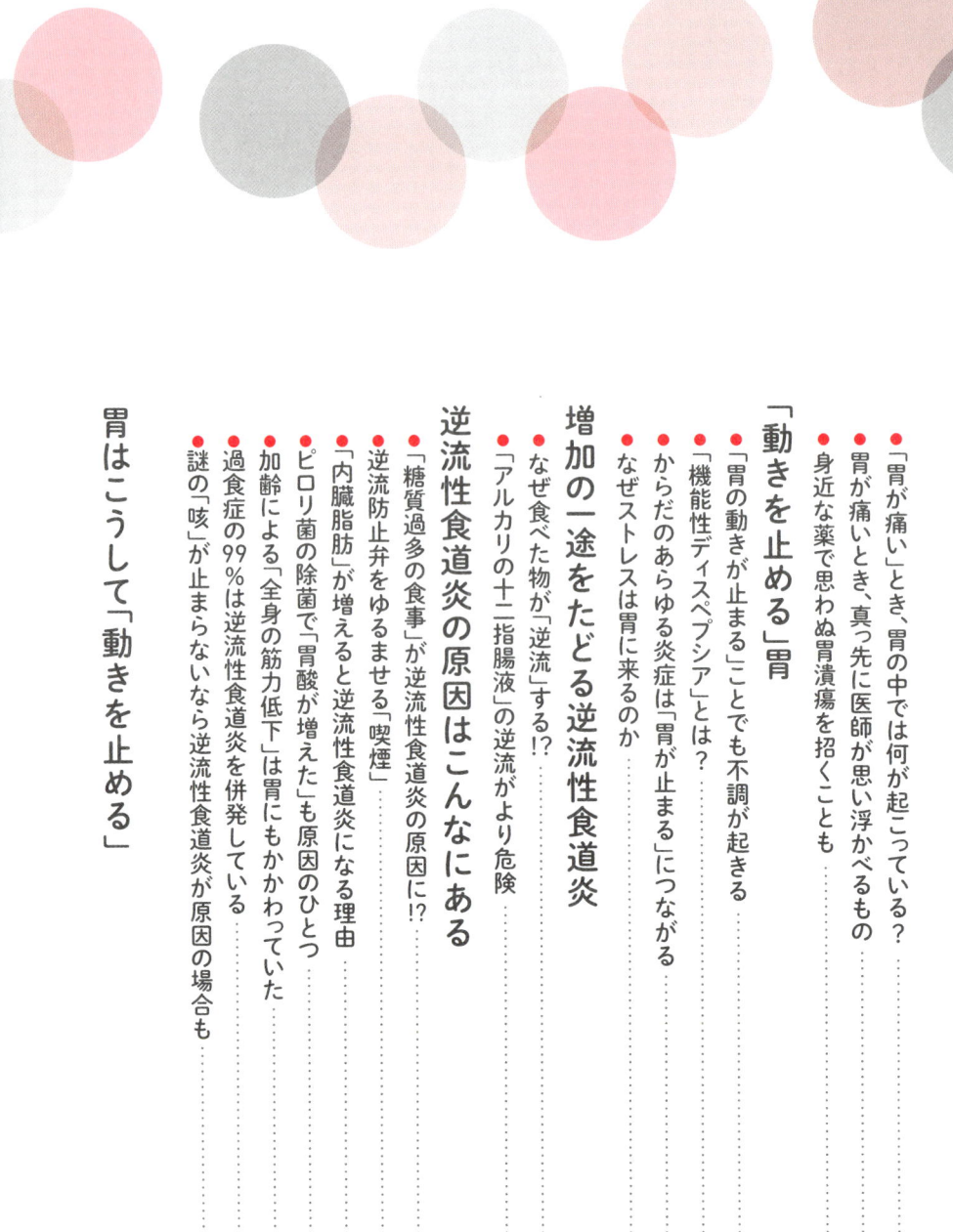

第3章

人体の中心ではたらく「すごい胃」

意外に知らない胃の不思議

だから、人は「食べられなくなったら終わり」

第4章

「食べられる」を守る「栄養」と「筋肉」

「栄養」とは「治療」である

「低栄養」は「病気」である

「食べたくなる」工夫って、どうやるといい？

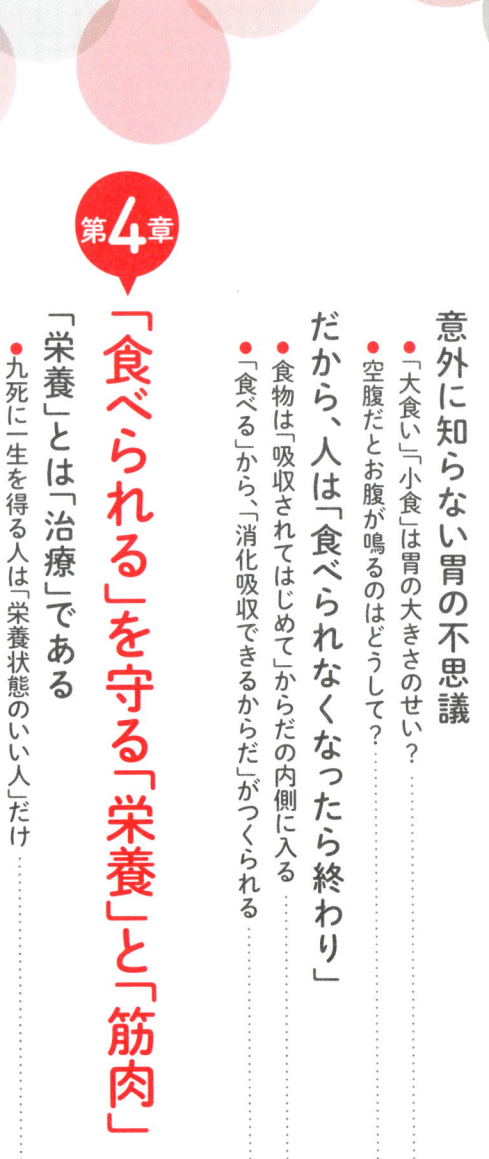

第5章 胃がん治療の現在と未来

第1章

「生きる欲」を司る「胃」

胃を守ることは、「食べる」を守ること

胃はただの「袋」ではない

胃は、ただ食べた物を一時的に貯めておく「袋」ではありません。

胃は、消化の第一ステップであるだけでなく、食欲を司る臓器でもあります。

人は、食べることができないと、栄養が摂れず、力も出ず、免疫だって保たれません。

胃を守ることは、「食べる」を守ること。私の外科医としてのポリシーは「食べること」を守るために、「残せないと言われた胃を残す」ことです。

実際、北里大学病院上部消化管外科を訪れた患者さんの多くが、胃を残して回復されているわけですが、ではなぜ、私たちは「がんを治しつつ、胃を残すことができる」のでしょうか。

鍵は「胃の上部」にあり。生命力の源ホルモン「グレリン」を守れ

元気にもりもり食べられる人と、小食であまり食べられない人の違いは「胃袋の大きさ」とお考えの人は多いのではないでしょうか。

胃袋が大きければたくさん食べられる、逆に、胃が小さいと食べられない——そんなイメージを持っている人がいるかもしれませんが、でも、実際にはそのような事実はなく、**胃の大きさは食欲には関係ありません。**

同様に、胃がんの手術で、胃を大きく残すほど、術後の食欲も維持できるのかといえばそのようなことはなく、**予後を大きく左右するのは、大きさではなくて「どこを残すか」ということです。**

プロローグでお伝えした、胃がんで「全摘しましょう」と言われたとしても、可能な限り残すことを検討すべき「胃の一部」——**それは「胃の上部」、および「胃穹窿部《きゅうりゅうぶ》」と呼ばれる場所です。**

大きめの餃子ほどの大きさのこの小さな部位こそ、食欲増進ホルモン「グレリン」が分泌される場所です。

胃穹窿部はグレリンを分泌し、グレリンが食欲をコントロールする脳の視床下部に作用することで食欲が刺激され、空腹感が生まれます。

グレリンの約9割が、この胃穹窿部から分泌されるため、ここが残っているかどうかが食欲におよぼす影響はとても大きいのです。グレリンはおもに食べることや日内変動（朝、昼、晩とおなかがすきます）によって分泌量が調整され、胃穹窿部が残っている場合、胃が空になるとグレリンの量が増えて、食べ始めると減少します。

食欲が保たれ、おいしく食べ、栄養状態をいい状態に保つことができるかどうかは、グレリンの有無にかかっています。

手術で残った胃袋がどんなに大きくても、グレリンを分泌する胃穹窿部がなければ、食欲は維持されず、食べるということに障害が生まれます。つまり、生きる活力を守るには、グレリンの分泌を守ることが大事というわけです。

がん研有明病院時代に私が調べたところでは、胃をすべて切り取る「胃全摘」の次に体重減少率が大きかったのは、胃を60％も残すことができる「噴門《ふんもん》側胃切除」でした。

噴門とは食道とつながる上方部分のことを言います。噴門側胃切除では、グレリンを分泌する胃穹窿部も一緒に切除してしまい、グレリンが分泌されなくなってしまいます。食欲が維持できず、体重減少につながってしまいます。

一方、残る胃は30％ほどと、胃の下部を大きく切除する「幽門《ゆうもん》側胃切除」や、胃穹窿部の餃子くらいの大きさしか残らない「亜全摘」（20％程度しか残らない）のほうが、切除部分は大きいものの、グレリン分泌の場所である「胃穹窿部」には手をつけないため、体重減少はわずかでした。

胃の大部分を切除したとしても、「胃穹窿部」を守り、食欲を守る手術方法が、「食べる」を守ることにつながることがわかりました。

胃を全摘しないほうがよいこれだけの理由

当時、胃全摘手術を受けた患者さんのその後を調べると、あるデータに驚きました。

目下ステージⅠの胃がんの5年生存率は97・4％ですが、胃全摘をした85歳以上の患者さんでは、5年生存率が約60％まで低下していました。しかも、そのほとんどは胃がんではなくて、心臓病や脳梗塞など、他の病気が原因で亡くなっていたのです。

どうしてこのようなことが起こっていたのか。

私たちの研究でわかったのは、胃を全摘した患者さんは、グレリンを分泌する胃上部が切り取られてしまったことで、食欲増進ホルモンであるグレリンが分泌されなくなり、食べることに障害が生まれるということでした。

食欲不振や、味覚障害があらわれ、食べられる量が激減し、体重も筋肉量も減ってしまいます。体重が15％以上、筋肉が5％以上減少してしまうと、術後の抗がん剤治療は続けにくくなります。

さらに、胃全摘をすると低血糖を起こしやすくなり、心身をリラックスさせて身体の修復をうながす副交感神経が上手くはたらかなくなっていることもわかりました。十分な休息がとれないと、心臓の動きが悪くなり、血管が詰まる病気で亡くなるリスクが高まります。

胃がん手術の技術自体は年々進化していますから、高齢の方でも、栄養状態や体力が良好であれば、安全性に問題はありません。しかし、できるならば胃全摘は避けたほうがよいというのが私の結論です。

全摘するのではなく、胃のグレリンが分泌される部位を餃子ほどの大きさだけでも残すと、患者さんの術後の生活の質はまったく変わってきます。

餃子ほどの大きさの胃を残すだけで、90歳女性が「フルコース」を元気に食べられた

グレリンを分泌する部位を残すことの重要性がいまほど解明される以前、いまから10年以上前のことです。「この胃の上部には何かあるのではないか」と思った経験がありました。

それは、長くお世話になった友人のお母さまの胃がん手術を執刀し、胃の8割を摘出する「亜全摘手術」を行って3か月ほどたった頃のこと。友人と、90歳のそのお母さまと、夕食の席を囲む機会がありました。

フレンチレストランでのフルコースディナーでしたが、驚いたことに、そのお母さまは、

料理をぺろりと平らげたのです。結構な量があり、私と妻は健常であるにもかかわらず食べきれず、メイン料理を半分に減らしてもらったのに、です。

もりもり全部食べられるその姿に、「これは何かある」とピンと来ました。

理論的には、胃は消化の第一ステップであり、食べた物をためる場所と医学の教科書では習いました。でも、胃袋という「袋」がなくても、人は問題なく食べられる。「ためる袋」はなくても食べられるのだとわかった瞬間でした。

腸全体は長くて、6~9メートルもありますから、胃にためることができなかったとしても、腸へうまく流れていけば、食べることができる。**つまり、グレリンの分泌を守って、食欲さえ保つことができれば、たとえ胃は小さくなっても、私たちはおいしく食べることができるはず。**

そのときの確信が、グレリンを分泌する部位を残した手術方式の開発への起爆剤になりました。

グレリンが分泌される部位は、胃の他の部位にくらべ、がんができにくい部位でもあるので、残そうと思えば残すことが可能なことも多いのです。

胃がんをしっかり治しながら、胃のグレリンを分泌する部位だけ残して、体重と筋力の低下を防ぐ。この術式が広がることで、食べることを楽しみながら人生100年時代を生き抜かれる人が増えてほしい。そんな思いで、研究と開発、そして後進の育成に力を入れています。

私の積年の願いは少しずつ実を結びつつあり、がん研有明病院や北里大学などでは、高齢者に対する胃全摘手術は避け、切除範囲を縮小する手術が多く行われるようになっています。

3000件の手術が教えてくれたこと

胃には「顔つき」がある

私はこれまで3000件以上の、胃を肉眼でじっくりと観察する機会をいただいてきました。近頃はAI機能を搭載したカメラが、胃の異常を察知して教えてくれる技術も進んでいますが、がんになりそうな気配を感じ取る眼力なら、まだまだ負けないような気がします。

以前も、こんなことがありました。

会食の場で、ある企業の経営者から、胃カメラの画像を見てくれと頼まれました。会社の定期健診で撮ったものとのことでしたが、一目見て**「胃がんができそうな胃」**に見えたので、そう伝えました。

先方はとても驚いて「先生、そんなこと言わないで、僕はどうしたらいいんですか」とおっしゃいます。私は病院に来ていただいて、まずは胃がんの原因になるピロリ菌を除去し、以降半年に一度、検診に通ってもらうことにしました。診察室で改めて画像を見てもやはり、がんがいつ出てきてもおかしくない「胃の顔つき」をしていたからです。

すると案の定、それから3年後の検診で、胃がんが見つかりました。それも、放置するとスキルス胃がんになる可能性のあるタチが悪いがんで、かなりの早期に発見できたのはとても幸運だったと思います。

スキルス胃がんは、通常の検診では見つけにくい上に進行が速く、自覚症状が出た段階で検査をしても、すでに進行している場合は治療が難しいがんです。

ただちに、胃の3分の2を、グレリンの分泌を損なわない方法で切除しました。50歳を過ぎておられましたが、術後は順調に回復され、今でも大変お元気で、トライアスロンまでしているそうです。

この場合は、いくつものラッキーが重なったわけですが、私がひと目見て感じた「胃がんができそうな胃」とは、どんな胃なのか。

それは**「肌荒れしている胃」**です。

胃がんを発症する最大の原因はピロリ菌です。ピロリ菌に感染すると、胃の粘膜が肌荒れを起こします。まるで荒れた畑のようです。

胃の「荒れ」とは、炎症で、それが慢性胃炎となり、さらに胃粘膜の萎縮や腸上皮化生《ちょうじょうひかせい》という状態が引き起こされています。胃粘膜が腸の粘膜と似た状態に変化することからこう呼ばれていますが、そんな「荒れた胃」は、がんが「出やすい」状態。胃がん発生の前段階とされています。

その方の胃カメラの画像を見た瞬間、その「荒れた畑」の顔つき、ピロリ菌に感染した顔つきに私には見えたのです。

胃がんの原因の多くは「ピロリ菌」であることは間違いない

日本では毎年、5万人近い人が胃がんで生命を落としてきました。2019年の罹患数は約12万4000人、死亡数は約4万2000人で、患者数、死亡数ともに上位でありつづけています。

ただし他のがんと違って、胃がんは主な原因が「ピロリ菌」であることがはっきりしています。

ピロリ菌が発見されたのは1984年、いまから40年前にさかのぼります。

それまでは、強力な殺菌作用を持つ胃酸によってガードされているため、胃の中ではどんな細菌も生息できないと考えられていたのです。そんな常識をくつがえしたのがオーストラリアの医学者、ロビン・ウォレン氏とバリー・マーシャル氏です。

彼らは、胃炎状態の胃の中に生息するピロリ菌を発見し、ピロリ菌の培養にも成功しました。しかし、ピロリ菌が胃炎の原因になるという仮説をなかなか信じてもらえなかったことから、マーシャル氏自らピロリ菌を飲み、胃炎が起きることを証明するという驚きの実験を敢行したのでした。結果、10日目に急性胃炎を発症したマーシャル氏は、腹痛に苦しみながらも実証に成功。二人は2005年にノーベル医学生理学賞を受賞しました。

日本において、胃がん対策としてピロリ菌除菌治療が保険で受けられるようになったのは2000年代に入ってからです。

まずは2000年に、胃潰瘍《いかいよう》・十二指腸潰瘍がある場合に対して保険適用に。その後2010年には早期の胃がんの内視鏡治療後のピロリ菌除菌、さらに2013年には、ピロリ菌感染による胃炎に対して保険で除菌治療ができるようになり、ピロリ菌感染者は今や誰でも、保険で除菌治療が受けられるようになりました。

かつてピロリ菌は、10歳以下の子供のときに家族間の唾液や井戸水など汚染の可能性のある水を飲むことから感染していました。

現在は衛生環境が整備されて若い方の感染率は低下していますが、中高年では未だ6〜7割の方が感染していると言われています。

また、ペットを介してのピロリ菌感染も注意したいものです。**ペットの犬や猫に口をなめられることでも、ピロリ菌を有しているペットから感染してしまうこともあります。**ペットとのキス写真をSNSにあげている人を時折見かけますが、気をつけたほうがいいでしょう。

胃がんは中高年の病気と思っている人は多いと思いますが、医療の現場では、若い人でもまれではないことがわかっています。その理由には、この意外なところでのピロリ菌感染があるのではないかと思います。

公的な胃がん検診は40歳からですが、若い人も胃がんの可能性はありますので、まずは

ピロリ菌の有無だけでも確認しておくと安心です。感染していた場合は除去し、その後は定期的に胃カメラ（上部内視鏡検査）を受けてほしいと思います。

高齢でもきれいな胃、若くても荒れた胃

胃がんの原因となるピロリ菌。このピロリ菌の発見によって、胃についての考え方は大きく変わりました。

特に昔は、胃が荒れていれば即「加齢ですね」と言われていたものです。ところが、それはピロリ菌のせいであって、加齢のせいではなかったのです。

実際、私が内視鏡で診ている印象でも、ピロリ菌の感染がない胃は、80歳過ぎの高齢の方でも比較的きれいです。一方で、30代であっても、ピロリ菌に感染している胃は荒れています。**つまり、胃を荒らし、胃がんに至らせるのは、加齢ではなくピロリ菌だったというわけです。**

ピロリ菌に感染するのは多くの場合若いときですが、ピロリ菌の感染によって一度荒れてしまった胃は、元には戻りません。

そういう意味では、ピロリ菌を除去すれば胃がんを防げると思うのは間違いです。しかし、ピロリ菌の除菌後に、またピロリ菌に感染することは、非常に少ないことがわかっていますから、善は急げです。少しでもはやく対処してほしいと思います。

何より大切なのは、極力早く、ピロリ菌に胃を荒らされないうちに感染を見つけ、除去すること。そして、一度ピロリ菌に感染して荒れてしまった胃は、年に一度の検査を怠らないことが重要です。

第2章

身近な「胃の不調」、外科医はこう見ている

さまざまなトラブルを「受け止める」胃

「胃が痛い」とき、胃の中では何が起こっている？

前章ではおもに、私の専門である胃がんの話をさせていただきました。読者の方は、胃がんよりももっと身近な、胃の不調に興味関心をお寄せになっているかもしれません。この章では、日常的な胃の不調にまつわる話をしたいと思います。

胃痛、胸やけ（胸のあたりが焼けるように感じる）、胃もたれ、胃酸過多など、「胃の不調」といえばさまざまあると思われるようですが、消化器外科医の立場から見ると、胃の不調は大きく「2つ」に分けられます。

一つは、胃粘膜がなんらかの攻撃因子にさらされた結果、壊れてしまうことで起きる不

調。もう一つは、胃の「蠕動運動《ぜんどううんどう》不全」といって、「胃が動かなくなること」が原因の不調です。

胃が痛い、胸やけがするというときは、多くの場合、このうちの前者、「胃粘膜が攻撃因子にさらされ、壊れてしまっている」状態です。

胃の中ではしばしば、「攻める側」と「守る側」の攻防が起きています。

攻める側は「胃酸」です。胃酸は、胃液に含まれる主成分の一種で、食物を消化したり食物と一緒に入ってきた菌を殺菌したりするはたらきがある一方、強い酸によって、胃みずからにダメージを与えてしまう攻撃因子にもなります。

そのため、胃酸が分泌されるときは、胃粘膜の表面を覆うことで胃を胃酸から守る、ねばねばの粘液も分泌されます。

通常、胃酸は食べた物を消化する際に〝適量〟が分泌されるのですが、過労やストレスなどにより自律神経が乱れると、そのバランスが崩れてしまい、胃の粘膜まで溶かすほどに胃酸の分泌量が優勢になってしまう「胃酸過多」になります。

胃酸の攻撃にねばねばの粘液バリアーによる防御が間に合わず、胃粘膜が負けて炎症が起き、胸やけや胃もたれ、胃痛が引き起こされてしまうのです。

自律神経が乱れることが胃酸の過多にもつながると言いましたが、自律神経を乱れさせる原因には、過労やストレスのほか、夏場の暑い屋外とクーラーの効いた屋内との寒暖差もあげられます。近年のような猛暑の夏にはとくに注意が必要です。

また、夏は冷たい飲み物や食べ物を摂取する機会が多くなりがちです。冷たいものを食べ過ぎると、胃や腸に負担がかかり、腹痛や下痢を起こす場合が多々あります。

冷たいものは、消化管を通過する速度が非常に速く、胃や腸を冷やして胃のはたらきを低下させ、消化不良を招きます。結果、自律神経が乱れて、胃のなかの分泌液のバランスが崩れ、胃の粘膜が炎症を起こします。

胃のバリウム検査（胃部X線検査）でも、バリウム液はある程度温めたものが提供されます。冷たいものは、早く通り過ぎてしまい、胃に負担をかけるからではないでしょうか。

胃が痛いとき、真っ先に医師が思い浮かべるもの

患者さんが「胃が痛い」と訴えて診察にいらしたときに、私たち消化管の医師が最初に思い浮かべるのは**「胃のびらん」**や**「胃潰瘍《いかいよう》」**です。

「びらん」も「潰瘍」も粘膜がただれて傷ついた状態ですが、傷の深さが違います。びらんはただれや傷が粘膜に留まっている状態、胃潰瘍は傷が粘膜を通り越して、粘膜の最下層にまで達した状態を指します。潰瘍を内視鏡で見ると、えぐられたように見えます。

胃潰瘍の自覚症状で、最も多いものはみぞおち付近の痛みですが、その他にも胸やけ、胃もたれ、吐き気、げっぷ、嘔吐、食欲不振等の症状があらわれる場合があります。

胃の痛み等の症状が起こりやすいのは、食事をして少し時間が経ったときや空腹時です。急に激しく痛むこともあれば、吐血や下血、貧血、立ちくらみ、動悸、息切れなどの症状があらわれることもあります。吐血とは、胃の潰瘍部分からの出血が鮮血として口から出てしまうこと、下血は肛門から出てしまうことで黒い血が出ます。

ただし、胃潰瘍があれば誰もが痛みを感じるかというと、そういうわけでもありません。とくに痛みを感じないまま胃潰瘍が進み、突然吐血して、初めて病気を自覚する人もいます。

胃潰瘍といえば、かつては、即、ストレスや暴飲暴食が原因と考えられていましたが、現代では、**胃潰瘍もピロリ菌感染とNSAIDs（エヌセイズ）と呼ばれる非ステロイド性解熱鎮痛抗炎症剤の2つが主な原因であることがわかってきました。**

ピロリ菌とは、先に説明したように、胃の粘膜に棲みつく菌で、胃潰瘍のほか慢性胃炎を引き起こすことも知られています。また、慢性胃炎により、胃粘膜の炎症が続くと、胃がんが発生する要因になると考えられることも、先にお伝えいたしましたね。

もう一つの胃潰瘍の原因、ＮＳＡＩＤｓとは、熱を下げたり、痛みや炎症を鎮めたりするために服用する薬、一般的に「痛み止め」と言われる薬です。これらの薬の服用により、胃潰瘍が生じている可能性があるのです。

身近な薬で思わぬ胃潰瘍を招くことも

医療機関で処方されるＮＳＡＩＤｓには、ロキソプロフェン（商品名：ロキソニンなど）、ジクロフェナク（商品名：ボルタレンなど）、インドメタシン（商品名：イドメシンなど）、イブプロフェン（商品名：ブルフェンなど）などいろいろな種類があります。

これらの薬は、頭痛、生理痛、肩こり、腰痛等々を楽にする市販薬にも使われているので、多くの方が名前を耳にしたことがあるのではないでしょうか。

ＮＳＡＩＤｓは、「痛み物質」であるプロスタグランジンの生成を抑制することで効果を発揮するのですが、じつはプロスタグランジンには胃粘膜を守るはたらきもあるため、結果的に、胃酸などから粘膜を保護する機能が低下し、ダメージを受けやすい状態を引き起こしてしまうのです。

ですから、医療機関では、ＮＳＡＩＤｓを処方する際には、同時に胃粘膜を保護する薬も処方しますが、それでも胃潰瘍を発症してしまうケースが増えているようです。

「ステロイド」は、体内で生成されるホルモンや、それに似た作用を持つ化合物で、強力な効果を持つ反面、副作用や依存性のリスクがあり、使用には医師の指導が必要とされることをご存じの方も多いでしょう。

一方、「非ステロイド」は、比較的軽度の痛みの緩和に用いられる薬剤で、ステロイドよりは安全とされています。ですが、非ステロイドだから安心、と痛み止めを多用してしまうことは、胃痛を起こす危険があることを覚えておいていただきたいと思います。

胃の痛みを訴えて病院を受診された患者さんには、胃酸の分泌を抑える「制酸剤」を処方します。昔から使われる薬で、それが一番胃を守る方法だということになります。

「動きを止める」胃

「胃の動きが止まる」ことでも不調が起きる

胃の不調の2種類のうち、一つめの「胃粘膜が壊れる」状況についてお伝えしましたが、この項では、もう一つの**「蠕動運動不全」**について説明します。

蠕動運動不全とは、文字通り胃の蠕動運動が不全になる、つまり胃が動かなくなることを指します。

胃の動きが悪いと、食べ物を腸（十二指腸）へ送り出すのが遅くなってしまい、その結果、長い時間胃に食べ物がたまって「消化不良」が起こります。痛みはないけれど、何となく食が進まない、食後に気持ち悪くなるという場合は、蠕動運動不全が多いと思われます。

食欲が少しでもあるようでしたら、アルコールや脂肪分の多いもの、香辛料などの刺激の強いもの、冷たいものなど、胃に負担をかける飲食物は控えて、胃に優しい食事を摂るようにするといいでしょう。

香辛料、特にカプサイシンは適量であれば胃に適度な刺激を与え、蠕動を高める効果がありますが、過剰に摂りすぎると逆に、胃や腸の不調や下痢などを引き起こすことが報告されています。

蠕動運動不全による消化不良は、時間の経過とともに解消することがほとんどですが、長引いたり、繰り返したり、吐き気・嘔吐があるような場合は、何らかの病気が隠れているかもしれません。早めに病院を受診しましょう。

「機能性ディスペプシア」とは？

ちなみに胃の動きが悪くなって起こる病気の一つに、「機能性ディスペプシア」があります。外科医である私の専門とは言えませんが、2013年に保険による治療の対象となり、現在は10人に1人がこの病気であると言われています。

胃カメラ（上部内視鏡検査）をしてもなんら異常が認められないにもかかわらず、胃もたれ、早期飽満感（食べ始めて早くに満腹を感じ、必要な量を食べられない）、みぞおちの痛みなどの症状が慢性的にあらわれます。

薬物療法や生活習慣の改善による治療が可能ですので、長引く症状にお困りの場合は、消化器内科を受診してください。

薬物療法では、みぞおち辺りに痛みや焼かれるような感覚がある「心窩部痛症候群《しんかぶつうしょうこうぐん》」には胃酸の分泌を抑える酸分泌抑制薬（プロトンポンプ阻害薬やヒスタミンH２受容体拮抗薬など）がよく使われます。

一方、食後の胃もたれや、すぐにお腹がいっぱいになって食が進まないといった症状には、胃のはたらきをよくする消化管運動機能改善薬（ドパミンD２受容体拮抗薬やアセチルコリンエステラーゼ阻害薬など）が用いられます。

また、メンタルの原因が大きいと考えられる場合には、抗不安薬や抗うつ薬、漢方薬（六君子湯《りっくんしとう》）などが処方されることもあります。

さらに、ピロリ菌の感染が認められる場合には、ピロリ菌の除去が推奨されます。

機能性ディスペプシアには生活習慣も関連しています。「脂っこい食物を控える」「一度にたくさん食べない」「ストレスをためない」「刺激物の過度な摂取を避ける」「禁酒・禁煙」「睡眠の質の向上」など、生活習慣を改善することで症状の軽減が期待できます。

からだのあらゆる炎症は「胃が止まる」につながる

胃の不調は、胃粘膜の炎症か、蠕動運動不全か、の大きく分けて2種類とお伝えしました。しかし、胃粘膜の炎症と蠕動運動不全とは、まったくわかれているわけではありません。

というのも、胃潰瘍やびらん（ただれた状態）といった炎症が起きれば、胃は必ず動きを止めてしまうからです。

これ以上胃が壊れないよう休めることで、自分を守っているのでしょう。

野生動物もケガや病気のときには何も食べずに治るまでじっとしていると言います。消化や吸収に使うエネルギーをセーブして、回復に専念できるのだそうです。人間のからだのなかでも、同じことが起きているのではないかと考えられます。

このほか、膵臓に炎症が起きる「膵炎」、胆のうに炎症が起きる「胆のう炎」、大腸に炎症が起きる「大腸炎」でも、連動して胃の動きは止まります。

なぜストレスは胃に来るのか

患者さんの中には、仕事や交友関係などで急激なストレスが加わった際に、胃にずきんと強い痛みを感じ、「胃に穴があいたかもと思った」と言って受診される人がいます。

しかし、こうした場合、実際に穴があいているということはほとんどありません。本当に穴があいてしまった場合は「胃穿孔《いせんこう》」といって、その痛みは尋常ではありませんから、「胃に穴があいたかも」と言える状況でないことがほとんどです。

しかし、いずれにしても、患者さん自身が自己判断することはお勧めできません。異常を感じたら、まずは医療機関を受診してほしいと思います。

実際、ストレスで胃が痛くなることはみなさんご経験がおありかもしれません。思いがけない辛い出来事や、背負いきれないほどの重圧など、**ストレスは自律神経のはたらきを低下させ、胃酸の分泌のバランスを崩し、胃を荒らします。**

その昔、本当にそうなのかを確かめるべく、実験が行われていたそうです。「ネズミのストレス実験」といって、ネズミを箱詰めにして、水に沈めるという大変残酷な実験です。結果、水没という強烈なストレスにさらされたネズミの胃や腸は動きを止め、炎症反応が起きていたとする論文が残っています。人間も、ストレスにさらされると胃や腸が動きを止め、炎症を起こすということが示唆されたわけです。

胃は考えて動きを止めるのではありませんが、大変なストレスがかかっているときには、食べ物が入ってきても、「今はとても消化できない」ということを、動きを止めることで訴えているという言い方もできるかもしれません。

自律神経には、交感神経と副交感神経とがあります。交感神経は〝戦いの神経〟と言われており、副交感神経は〝平和の神経〟と言われています。

交感神経が優位になると、からだは臨戦態勢に入り、瞳孔が収縮して、心臓がドキドキして、手に汗をかき、からだの汗は止まり、何よりも、胃と腸の動きが止まります。戦っている最中は、なにかを食べている場合ではありませんからね。ですから、戦いの神経が優位なときは、胃も腸も止まります。

逆に、平和の神経と言われる副交感神経が優位になると、胃も活発に動き出し、消化もしっかりされるようになります。食事も摂れるようになり、瞳孔は散大して、リラックス状態になります。手のひらに汗をかかなくなり、今度はからだが汗をかく、ということになります。

交感神経が優位な状態は、病気や炎症でも起きるので、胃や腸が動かなくなるのには、それらの理由もあると言われています。

増加の一途をたどる逆流性食道炎

なぜ食べた物が「逆流」する⁉

一口に、胃の痛み、不快感といっても症状も原因もさまざまですが、胸が焼けるように痛む場合は**「逆流性食道炎」**が疑われます。

逆流性食道炎とは、胃酸を含む胃の内容物などが食道へ逆流することによって、胸やけや呑酸症状（酸っぱいものや苦いものが込み上げてくるような症状）などを引き起こす病気です。かつては中高年の病気だと思われていましたが、昨今は20代の患者さんも増えています。

胃酸などの逆流は、食べた物が食道から胃に入る入り口にある〝逆流防止弁〟が破綻しゆるんでしまうことで起こります。食道の壁を荒らすことで症状を引き起こしますが、逆流防止弁をゆるませてしまうのは、喫煙や食の欧米化が原因であると言われています。

よく知られている症状は、胸やけや呑酸ですが、ほかにも次のような症状があります。

〈みぞおち・胸・背中の痛み〉

逆流防止弁がある噴門部はちょうど「みぞおち」あたりです。逆流性食道炎でこの部分に炎症が起きた場合には、みぞおち、胸、背中に痛みを感じることがあります。また、人によっては狭心症のように、胸が締め付けられるように痛む場合もあるようです。

〈喉がいがらっぽい、咳が出る、声がかすれる〉

逆流した胃酸が喉に炎症を起こすと、喉がいがらっぽくなったり、頻繁に咳が出たり、喉が痛くないのに声がかすれたりします。

〈喉・胸に何かがつかえているように感じる〉

喉や胸に何かがつまっている、あるいはデキモノがあるかのように、飲食物がうまく落ちて行かない感じがします。

ひと言で逆流性食道炎と言っても、その症状は、胸が焼けるような痛みに限らず、いくつもの症状があるのです。

「アルカリの十二指腸液」の逆流がより危険

逆流性食道炎とは、食べた物が胃に入る入り口にある逆流防止弁が、破綻しゆるんでしまうことで、胃酸が逆流して食道の壁を荒らす病気——ですが、逆流する液は、胃酸に限りません。

というのも、通常は戻ってこないはずの十二指腸液という、胆汁と膵液が混じった、最も強力なアルカリ性の消化液が胃にまで戻ってきて、さらに胃酸も加わったものが一緒になって、食道まで戻ってくることがあるのです。

すさまじく組織障害性が高いこの消化液によって組織が障害されると、胸やけや吐き気がしたり、ひどい場合は胸痛があらわれます。

アルカリ性である十二指腸液が逆流してしまうのがなぜ厄介なのかと言うと、胃酸を抑える制酸剤は開発されているので対処法がありますが、アルカリを抑える薬はまだないからです。

しかも、胃酸の逆流もアルカリが混ざった消化液の逆流も、症状は変わらないため、どちらが逆流しているのかが見た目でわかるわけではありません。

どちらが逆流しているのかを知るには、内視鏡検査をする必要があり、黄色い液が戻ってきたら「あぁ、アルカリが戻っているな」とわかります。マノメトリー検査という鼻から管を入れて、十二指腸と胃と食道でpHを測る検査もありますが、それは大がかりな上に、一泊入院しなければならず、できる施設も非常に少なく、患者さんにとっては現実的ではないでしょう。

強烈な組織障害性があり、かつ、コントロールが利かないこの十二指腸液による逆流性食道炎は、私たち消化器の医師としては、非常に「イヤな」症状と言えます。

逆流性食道炎の原因はこんなにある

「糖質過多の食事」が逆流性食道炎の原因に!?

逆流性食道炎が増えている原因としては、まずはストレスによって、交感神経が優位になり、胃・十二指腸の動きが止まってしまうことがあげられます。それにより、たまった消化液を逆流させてしまいます。

それだけでなく、糖質過多の食事、喫煙習慣、刺激物の過剰摂取、内臓脂肪型肥満の増加、ピロリ菌感染者の減少、加齢なども原因としてあげられます。

次のようなさまざまな要因で、逆流性食道炎は起こります。

まず、私が近年注目しているのが「糖質過多の食事」です。

従来は、逆流性食道炎の原因といえば、食習慣の欧米化にともなって脂っこい食べ物（高脂肪食）の摂取が増えたことがあげられていましたが、**私は最近、脂っこい食事ではなく、「糖質過多」の食事が原因かもしれないと思うようになりました。**

なぜなら、脂肪は、体内に摂取されても、急激に血糖値を上げる糖質と違い、ゆっくりと血糖値を上げます。糖質は、血糖値を上げ、急激に下がる血糖値スパイクを起こしてしまいますが、脂肪の摂取ではそれが起きず、脂肪には、高血糖のあとに低血糖となることを防ぐはたらきがあるからです。

一方、糖質過多の食事は、「血糖値スパイク」により、低血糖を招きます。低血糖は交感神経を優位にさせて、消化管の動き（消化管蠕動）を低下させてしまい、逆流に直結してしまうのです。

逆流防止弁をゆるませる「喫煙」

喫煙は、消化管の機能や環境にさまざまな影響を及ぼし、逆流性食道炎を引き起こす要因になります。

特に悪さをするのはタバコの煙に含まれるニコチンという化学物質です。

ニコチンは、食道と胃の間にあって、胃酸が食道に逆流するのを防いでいる「下部食道括約筋」をゆるめ、胃酸が食道に逆流しやすくします。

また、**ニコチンは胃酸の分泌量を増加させるいっぽうで、唾液の分泌量を減少させてしまいます。さらには、食道粘膜の防御機能を低下させる、腹圧を増加させる**といった作用もあり、いくつもの点で逆流性食道炎のリスクを高めてしまいます。

アルコール摂取、コーヒーなど刺激物の過剰摂取なども症状を悪化させる要因とされています。刺激物、特にカプサイシンは適量であれば逆流を低下させてくれますが、摂り過ぎた場合は胃酸を過剰に分泌させて、逆流を誘発する可能性があるからです。

「内臓脂肪」が増えると逆流性食道炎になる理由

胃や腸の周辺につく内臓脂肪が増えると、お腹の圧が高まって、胃を外側から押す力が高まります。

内臓脂肪が増えている状態は、胃を風船とすると、周囲からの圧によって、食べた物が中に入っても膨らみにくい状態です。**胃が外側から押されて、逆流しやすくなるのです。**

内臓脂肪は加齢と共に増加する傾向があります。

ピロリ菌の除菌で「胃酸が増えた」も原因のひとつ

かつて日本人の大半はピロリ菌に感染していて、「萎縮性胃炎」を起こすことによって、胃酸の分泌量が普段から低下していました。そのため、逆流する胃酸自体が少なかったので、逆流性食道炎もほとんどなかったと言われています。

ところが昨今は、日本の環境が清潔になったことでピロリ菌への感染が減り、胃がんのリスクを下げるために積極的に除菌する人が増えたことで、ピロリ菌の感染率は激減して、胃酸の分泌量は正常レベル近くまで回復しました。以前は胃酸の分泌が少なかったのが、近年は回復したことにより、その他の理由とあいまって、逆流性食道炎となる方は増えているということになります。

加齢による「全身の筋力低下」は胃にもかかわっていた

いまは年齢に関係なく、若い人の逆流性食道炎も増えているとお伝えしましたが、もともとは高齢者に多い症状と言えます。

というのも、年齢を重ねるほど、消化管蠕動が低下し、消化が悪くなって胃もたれを起こしたり、便秘になったりしやすくなってしまうからです。

また、背中が曲がって姿勢が前かがみになると、胃の出口付近で渋滞した食べ物が、お腹を圧迫されることで逆流してしまうことになります。

加齢による全身の筋力低下は、胃にもかかわってくると考えられます。

私は胃の外科医でありながら、栄養状態と筋力の改善が患者さんの回復と健康維持に不可欠と考えて、筋力アップの点でも理学療法士の人たちと連携しています。第4章でその話をしますので詳細をお読みください。

過食症の99%は逆流性食道炎を併発している

さらにもう一つ、逆流性食道炎の原因として見逃されがちなのが**「摂食障害」**です。摂食障害には、「神経性無食欲症（拒食症）」と「神経性過食症（過食症）」がありますが、後者では、99%以上が逆流性食道炎を併発していると言われています。

過食症の人は、大量に食べた後、自分で口に手を入れて吐いてしまうのですが、これを続けていると、吐くことが癖になってしまい、食道と胃の間の逆流を防ぐ弁が緩くなり、逆流性食道炎を起こしやすくなってしまうのです。

摂食障害は心の病気ですから、摂食障害が原因で逆流性食道炎がある人は、消化器内科ではなく、精神科や神経内科の受診をお勧めします。

謎の「咳」が止まらないなら逆流性食道炎が原因の場合も

逆流性食道炎は、食べたものが胃酸や十二指腸液とともに逆流する病気ですが、逆流したものが食道を越えて喉まで戻ると、喘息のような咳が出ることがあります。

そんなとき、おそらく多くの方は呼吸器内科や耳鼻咽喉科を受診しますが、その原因は逆流性食道炎なので、肺のＣＴ検査をしても何ら異常がなく、「気のせい」にされてしまうこともあります。

胃酸もしくは十二指腸液が喉に噴き上げて、それを吸い込んだがために咳が出たり、肺炎になったりしている可能性が多々あります。

それは呼吸器内科や耳鼻咽喉科を受診しても原因にたどり着かないことが多く、周囲に、原因不明の咳で悩んでおられる人がいたら、逆流性食道炎の可能性がないかどうか、確認するよう教えてあげてください。

胃はこうして「動きを止める」

胃を止める一番の要因は「炎症性サイトカイン」

胃の蠕動運動を止める要因はさまざまですが、一番は炎症です。風邪をひいたときや二日酔いなどで、炎症が起きると、胃の動きはぴたっと止まってしまいます。

胃は、通常は1分間に3〜4回蠕動運動をしますが、その回数がどんどん少なくなり、まったく動かなくなってしまいます。

実は精神的なストレスも、ある意味炎症です。前のページでネズミを箱に入れて水没させる実験の話をご紹介しましたが、精神的負担を与えられたネズミは、炎症性サイトカインという、いわゆる炎症の元がからだの中でどんどん発生していました。

炎症に関わるからだの調節物質「サイトカイン」のうち、炎症反応を促すものを「炎症性サイトカイン」と呼びます。これは、免疫を司る細胞が、感染や外傷から生命を守るためにつくりだすタンパク質で、痛み、腫れ、熱といった炎症反応を引き起こし、傷ついた組織を修復する上で重要な役割を果たします。

「痛み、腫れ、熱」は当事者にとってはつらくても、生命を守るためには必要な反応でもあるのです。精神的なストレスを与えられた際にも、同じことが起きて、胃や腸の動きが止まります。

「触られ過ぎた臓器」は合併症を起こしやすい

ただ、生命を守るために必要とはいえ、痛み、腫れ、熱はからだに大きな負担をかけるので、炎症性サイトカインは必要最低限に抑えるに越したことはありません。

たとえば、胃を含めすべての臓器は、外科手術の際に、生まれて初めて人の手で触られます。通常、人の手に触れることのない臓器を外科手術するということは、病気やケガを治すために、いわば「大ケガ」をさせることでもあるのです。

結果、術後の臓器には、どんどん炎症性細胞が集まってきて、守ろうとします。それも手術をした胃だけでなく他の臓器、腸や膵臓や肺にも集まってきます。

臓器は、触れられるストレスから、からだを守ろうとするのです。これはストレスの程度の問題で、術中に小腸を触り過ぎると、腸の動きも胃の動きも止まり、肺のほうにも炎症が出て肺水腫や肺炎など、全身性の合併症が起きてきたりします。

本来は、守ろうとする反応ではあるわけですが、逆にからだに悪い反応も出てしまう。胃も腸も膵臓も、外科手術でもない限り触られることはありませんから、触るのは最小限にとどめることが重要だったのです。

これは、私が25年ぐらい前に論文にしたものですが、それまでは「臓器に触り過ぎてはいけない」とは言われていませんでした。

腹腔鏡手術という手術方法があります。聞いたことがおありの方もいるかもしれませんが、開腹手術と異なり、お腹を切らず、小さな穴を開け、そこから器具を入れて手術する方法です。

私の論文が広まる前は、腹腔鏡手術は、傷が小さく、胃や腸が空気に触れないから、開

腹手術よりもからだへの負担が少ないのだと考えられていました。でも私の研究は、「傷が小さいとか、空気に触れないこと以上に、できるだけ人の手が触れないことが重要」であることを解明したものでした。

このことを証明するために豚で実験したところ、腹腔鏡手術で用いる小さな手術道具だけで手術するのと、手でべったり触って手術するのとでは、炎症の起こり方も腹水のたまり具合も全然違いました。

その論文はイギリスの医学雑誌に掲載され、以来、開腹手術のデメリットは、空気に触れることよりはむしろ、触られることによるからだへの負担だということが知られるようになりました。腹腔鏡手術の最大のメリットは、臓器に最小限しか触れないことにこそあったということです。

私の感覚では、人の手でべたべた触られた臓器は、なにか悲鳴をあげているように感じます。実際、「麻痺性イレウス」と言って、臓器が麻痺して、しびれたように動かなくなる事態が生じることもあります。

胃や腸を触り過ぎたような手術は、術後しばらくは、食事を摂ることができず、腸の動きも止まり、便もおならも出なくなる症状が続きます。一方、腹腔鏡で、できるだけ触らない手術をすると、合併症はほとんど起きません。

この、臓器に極力触らない、負担をかけない手術を世に広めることを、私はライフワークの一つとして、いまも取り組んでいます。

本来、人の手で触られることのない、神聖な場所、それが臓器です。私たち外科医は、そこに触れさせていただく者として、たとえ必要があったとしても、ごくごく最小限だけ触れることを肝に銘じています。

健診でポリープが見つかったら

胃カメラで気になるポリープのこと

40歳以上の方は、年に一度、勤め先の健康診断で、胃カメラやバリウムで胃の検査をする人は多いでしょう。

２０１６年2月に厚生労働省が「がん予防重点健康教育及びがん検診実施のための指針」において、以前から行われているバリウム検査（胃部X線検査）に加えて、胃カメラ（上部内視鏡検査）を胃がん検診に推奨すると示したことを受けて、バリウム検査だけでなく胃カメラも検診に取り入れている市町村や健診センター、病院、クリニックが急速に増えています。

それに伴い、認知度が増したのが「胃ポリープ」という言葉です。

胃ポリープとは病名ではなく、胃にできたポリープ（皮膚・粘膜などの面から突出し、茎をもつ卵球状の腫瘤）のことです。胃カメラで見ると、胃内部の粘膜が一部ボコッと隆起してイボのようになっているのが分かります。

胃ポリープが発生する原因は、加齢、ピロリ菌感染、遺伝などさまざまです。また、お伝えしたように、胃はストレスや食生活等の影響を受けやすく、荒れてしまった粘膜を修復する過程でポリープが形成されてしまうこともあります。

「心配なポリープ」「心配ないポリープ」どう見たらいい？

やはり皆さん心配されるのは、見つかったポリープは、取ったほうがいいのか否かということでしょう。

ほとんどの胃のポリープは良性で、がん化（悪性腫瘍化）する心配はありません。ただ、全部を良性とは言い切れません。

胃のポリープには2種類あり、一つは良性の「胃底腺ポリープ」です。胃の上のほうにできるポリープで、ピロリ菌に感染していない胃で発生しやすい特徴があります。

胃がん検診や健康診断の際の胃カメラやバリウム検査で発見されるポリープのほとんどがこれで、悪性化することはほぼありません。2センチ以上の大きなポリープは別ですが、5ミリ以下の小さなものばかりなので、放置して問題ないのです。

当院を受診された場合は、せっかくなので細胞を採取して調べ、悪性でないことを確認します。

皆さん慌てて相談にみえますが、ほとんどの場合は「これは放っておいて大丈夫。ホクロみたいなものですから気にしなくていいですよ」とお伝えすることになります。

もう一つは「過形成ポリープ」で、胃の中ごろから下のほうにできやすく、ピロリ菌に感染している胃に多く発生します。

これも多くの場合良性ですが、あまりにも大きくなっている場合にはがん化している可能性があり、加えて過形成ポリープに見えて実はがんだったということもあるので、2センチ以上の大きさのものに関しては、しっかりと細胞を採って調べる必要があります。

ポリープが大きくなると、貧血を起こす心配もあります。というのも、大きくなった胃ポリープはしばしば出血することがあるからです。

過形成ポリープも胃底腺ポリープも、ともに出血リスクはあり得ますが、どちらかというと過形成ポリープからの出血の可能性が高いと言えます。とくに、一部がん化している過形成ポリープは、がん化した部位から出血することが多いです。

出血のリスクが高いポリープは、見た目からして危なそうです。心配ないポリープはつるっとしていますが、出血しそうなポリープは小さなでこぼこ状になっています。

遺伝する「家族性大腸ポリポーシス」

心配なポリープには、**遺伝性の「家族性大腸ポリポーシス」**というものもあります。

全身のさまざまな粘膜に生じた隆起状の病変がポリープですが、それが１００個以上も生じている状態をポリポーシスと呼びます。

大腸だけではなく、胃や十二指腸など、他の消化管にも多発することがあり、たくさんのイボが発生します。治療をせず放置すると、がん化する可能性がありますので、注意して経過観察していかなくてはなりません。

ですから、検査でポリープが見つかって、お医者さんに診てもらい、心配いらないと言われた場合には、その後は1年に一回、胃カメラを受けるようにしておけば、ほとんどの人は心配いらないと思っていただいて大丈夫です。

ただ、何年も放置していいわけではありません。良性がほとんどの胃底腺ポリープでさえ、稀にがん化することがあります。厚生労働省は50歳以上では2年に一度、上部内視鏡検査（胃カメラ）を受けることを推奨しています。

ピロリ菌を除菌して消えるポリープもある

ポリープの中には、ピロリ菌を除菌すると消えるものもあります。

ピロリ菌に感染している胃に多く発生する「過形成ポリープ」は、ピロリ菌を除菌して殺してしまうと消えることがあります。必ず消えるとは限りませんが、結構な確率で消えることがあります。

予防的にも、ピロリ菌を除菌しておくことは胃を守ることにつながります。

第3章

人体の中心ではたらく「すごい胃」

二刀流どころじゃない！胃の7つのはたらき

人体を動かすエンジンは「J字型」

前章では、さまざまな胃のトラブルについてお話ししました。

肝臓や腎臓、膵臓などの他の臓器に比べて、胃はささいな異常も、私たちに懸命に伝えようとする「雄弁な臓器」です。雄弁であるということは、それだけ生命維持にとって重要である証なのですが、それだけ重要であるにもかかわらず、「胃がどんな存在なのか」をきちんと知っている人は少ないように思います。

たとえば「胃」はどこにありますか？　と聞かれて、みなさんはどこを指しますか。「みぞおち」あたりを指す方が多いでしょうか。正確にいえば、みぞおちあたりは、食道とつながる胃の入り口付近であり、胃の本体はそこからアルファベットのＪの字を描いています。

みぞおちの左には胃、そして、みぞおち中央から右にはからだのなかで最も大きい臓器である肝臓が位置します。みぞおちあたりに異変を感じると、皆さん胃の心配をされますが、胃と肝臓が重なっている場所でもあります。

このように、この章では、重要な胃を大切にするために必要な「胃の基礎知識」を簡潔にご紹介します。

胃は「筋肉」でできている

胃とは、柔軟な「筋肉」でできた袋状の臓器です。**「筋肉でできている」ということが、胃の中に入ってきた食べ物を一定の方向に運ぶために行われる蠕動運動《ぜんどううんどう》という胃のはたらきにとって、重要な意味があります。**

前章で述べた、逆流性食道炎の原因となるのが、この蠕動運動の機能の低下。どこかの筋力が低下するとき、それは足だけ、腕だけ、ということはなく、全身の筋力が低下するわけです。**筋肉でできている胃も同じで、胃の機能も落ちてしまう**と言えるのです。

そんな胃には、2か所の門があり、食道とつながる入り口を噴門《ふんもん》、十二指腸とつながる出口を幽門《ゆうもん》と呼びます。

胃の入り口である噴門には「噴門括約筋」があり、食べ物が胃の中に入るときに開き、それ以外のときは、胃の中の食べ物が食道に逆流しないように閉じています。前章でお伝えした、逆流性食道炎になるとゆるんでしまう逆流防止弁とは、この筋肉のことです。

一方、出口のほうの幽門には、「幽門括約筋」という筋肉があり、こちらは開いたり閉じたりしながら攪拌《かくはん》、つまりかきまぜられながら、消化された食べ物を少しずつ十二指腸に送り出します。

胃の各部分の名前は、噴門の左上のふくらみが胃底部（上なのに底部とは、ややこしいかもしれませんね）、胃底につづく胃の広い部分が胃体部、胃の出口幽門の手前の部分が幽門前庭部といいます。

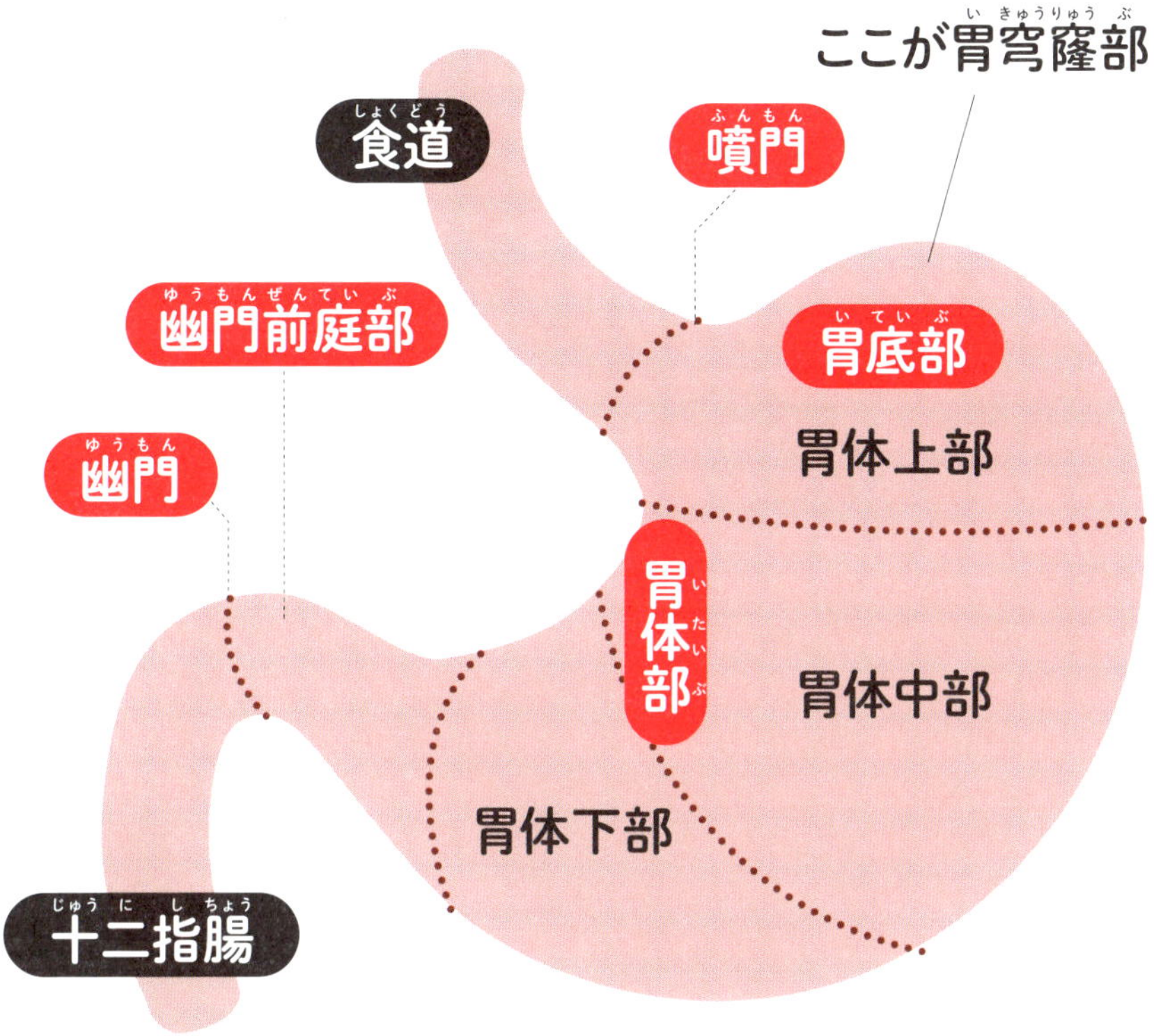

ここが胃穹窿部《いきゅうりゅうぶ》
食道《しょくどう》
噴門《ふんもん》
幽門前庭部《ゆうもんぜんていぶ》
胃底部《いていぶ》
胃体上部
幽門《ゆうもん》
胃《い》体《たい》部《ぶ》
胃体中部
胃体下部
十二指腸《じゅうにしちょう》

消化吸収の主導だけじゃない胃の7つのはたらき

胃にはおおまかに、次の7つの大きなはたらきがあります。

【1：食べ物を貯めておく】

腸での消化の進み具合に合わせて食べ物をためておくはたらきがあります。胃は風船のようで、空腹時はペチャンコですが、たくさん食べると胃壁のヒダが伸びることで、1・5リットルくらいまで膨らみます。

【2：蠕動運動で食べ物を攪拌し、粥《かゆ》状にして、十二指腸に少しずつ送る】

胃から一度に大量の内容物が送られると、十二指腸～小腸で滞り、効率よく消化吸収を行うことができません。

そこで胃には、十二指腸以降での本格的な消化吸収に備え、食物を胃液でよく混ぜ合わせ、流動的な粥状にするはたらきと、十二指腸での消化の進行に合わせ、少しずつ送り出すはたらきがあります。

【3：タンパク質や脂肪の一部を分解する】

胃からはタンパク質分解酵素が出され、タンパク質の大きな分子を小さい分子に分解します。また、脂肪についてもある程度分解します。

【4：小腸での栄養素の吸収を助ける物質を分泌する】

胃は、ビタミンB_{12}が小腸で吸収されるのを助ける特殊な物質を分泌します。ビタミンのほとんどは、小腸の上部、とくに空腸と呼ばれる部分で吸収されますが、ビタミンB_{12}だけは、胃の細胞から分泌される特殊な物質（胃内因子といいます）と結合して初めて、回腸末端部から吸収されます。

【5：消化管ホルモンを分泌して胃酸と消化酵素の分泌を促す】

胃や十二指腸からは次のようなホルモンが分泌されて、消化吸収をコントロールしています。

（1）ガストリン：胃から分泌され、胃酸（胃液の主成分で、濃い塩酸。食べ物を消化し、殺菌の役割がある）の分泌を促す。

（2）セクレチン：十二指腸から分泌され、胃酸の分泌を抑制、膵液の分泌を促す。

（3）コレシストキニン：十二指腸から分泌され、胃酸の分泌を抑制、胆のうの収縮・膵酵素（膵臓から分泌される消化酵素）の分泌を促す。

（4）GIP（gastric inhibitory polypeptide）：十二指腸から分泌され、胃酸の分泌を抑制する。

（5）モチリン：十二指腸から分泌され、胃の空腹時の収縮運動を促し、胃酸およびペプシノーゲン（タンパク質分解酵素ペプシンのもとになる物質）の分泌を促す。

【6：食欲増進ホルモン「グレリン」と食欲抑制ホルモン「レプチン」を分泌して食欲をコントロールする】

1章でも紹介した食欲増進ホルモンである「グレリン」は、生命力の源となる大切なホルモンで、胃の上部にある胃穹窿《きゅうりゅう》部と胃体上部大弯《いたいじょうぶだいわん》から分泌されます。

一方の「レプチン」は、食事によって血糖値が上昇すると分泌されるホルモンで、主に全身の脂肪細胞でつくられます。脳の視床下部の摂食中枢に「もう胃は十分満たされた」とはたらきかけ、食欲を抑えるのです。レプチンが不足していたり、からだにレプチンに対する耐性があったりする場合には、いくら食べても食欲が満たされないということが起きて、肥満になったりします。

1994年のレプチン、1999年のグレリンの発見によって、それまでは、食欲が湧かないのも、我慢できずに食べ過ぎてダイエットに失敗してしまうのも、意志（脳）の問題と考えられていたことが、実はホルモンという物質に大きく影響されていたことが判明しました。

【7：胃酸を分泌して食べ物と一緒に入って来た細菌などの殺菌を行う】

胃酸は胃液の主成分の一つで、その強酸性（pH1～2）のはたらきで、食物と一緒に胃に入ってきた細菌などを殺菌し、細菌感染からからだを守ります。

食べたものが旅をする「消化管」

「口と食道」は「逆戻りできる臓器」としてつくられた!?

胃のはたらきについてご説明しましたが、胃は「消化管」の一つです。**消化管とは、口に始まり、食道、胃、小腸、大腸を経て肛門に至る、全長約9メートルにもおよぶ管のことを言います。**

そのなかで、私が担当する「上部消化管」とは、口から十二指腸までの部分で、上部内視鏡検査（いわゆる胃カメラ）はこの範囲が対象です。

ここでは、口から入った食べたものが、肛門までどのように旅をして、私たちの血肉になっていくのか、そのご案内をしたいと思います。

まず、私たちは食物を口から食べます。**口は、食べていいものかいけないものかをチェックする「門番」の役割も持っています。**

たとえば、食べた物が腐っていたり、化学的な刺激があったりすると、私たちは反射的に吐き出しますね。問題がないとわかると、食べ物は口腔を通り、唾液腺から分泌される消化液・唾液によって、消化がはじまります。

次のステップは食道です。食道は30センチ弱の短い臓器で、食物を口側から肛門側への蠕動波で胃に送るはたらきをしていますが、一番重要なのは、**食道は消化管なのに消化も吸収もしないことです。**

食道の内側の壁は、扁平上皮《へんぺいじょうひ》といって、タイルみたいなつるっとした細胞でできています。栄養素などを一切吸収しないので、仮に食べたものが毒物だった場合でも、それを吐き出すことで、ほとんど大きな損傷なく、ダメージを極力小さくとどめることができます。

命が奪われるような毒の障害を極力防ぐよう、口と食道、神様はこれらの2ステップまでは、「逆戻りできる臓器」としてつくったのではないかと私は思っています。

胃は「風船」。食べることで「大きく膨らむ」臓器

そして、そうしたチェックを経て、食べ物はいよいよ胃に入ります。

入り口は噴門という逆流防止弁になっていて、逆戻りを防ぐ構造をしています。中は腺管上皮といううねうね状の繊維組織で、食道とは違って吸収する機能もあります。形状は、「胃袋」の名前通り袋状で、風船のようだと思っていただくといいでしょう。

胃の中に内容物がない場合の容量は50ミリリットルにまで縮む一方で、食事を摂ると1.5～2リットルにまで膨らみます。

食べた物が入ってくると入り口である噴門と出口の幽門が閉じて、消化作業がはじまります。胃の壁から強酸性の胃酸（胃液）が分泌され、同時に蠕動運動によって胃酸と食物を攪拌し、ミキサーにかけたようなお粥状にしていきます。

胃酸は1日当たり約2リットルも分泌され、消化の他、殺菌効果もあります。食物の胃での滞在時間は約2時間。どろどろのお粥状になると幽門が開き、十二指腸に送られます。

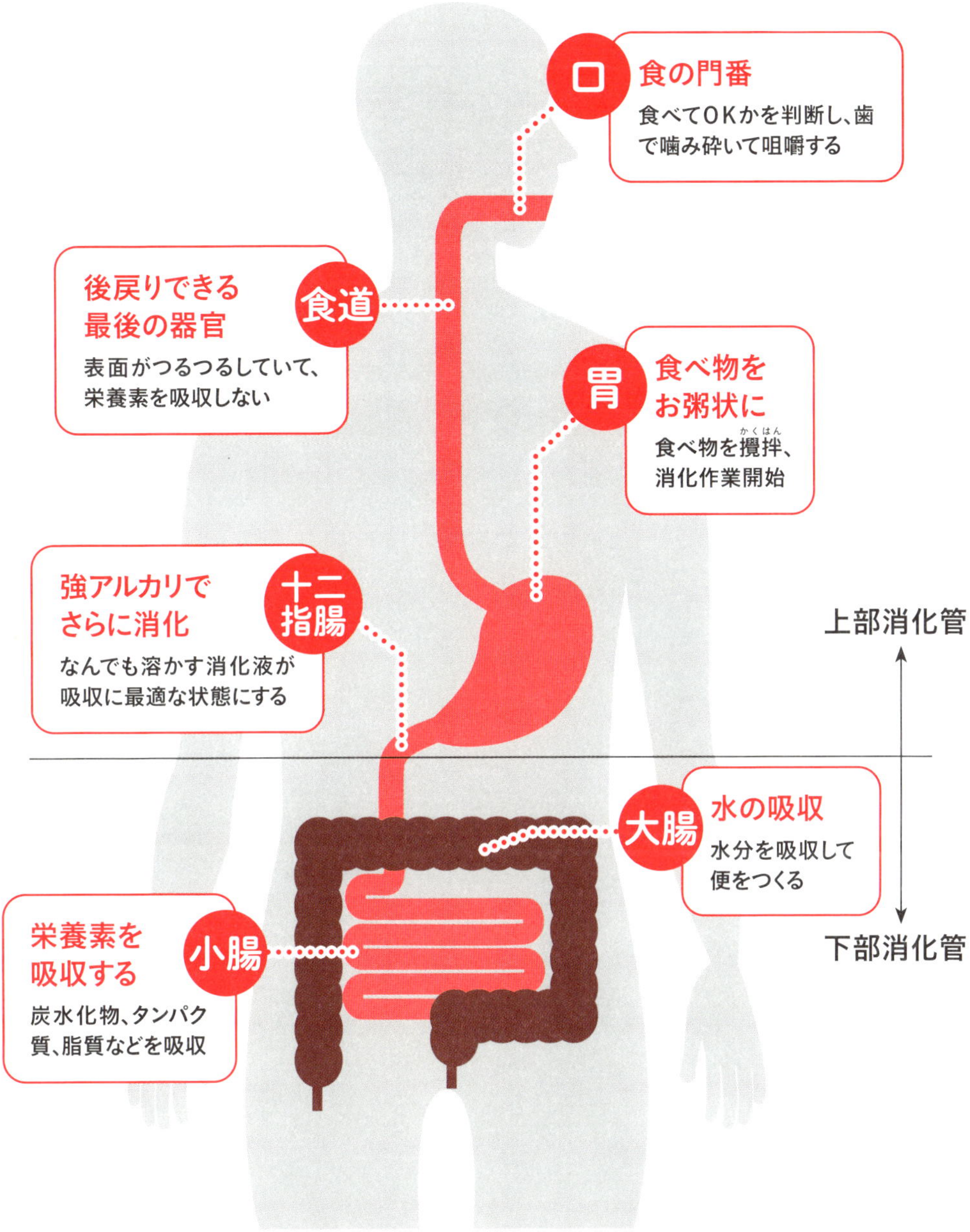
口
食の門番
食べてOKかを判断し、歯で噛み砕いて咀嚼する
食道
後戻りできる最後の器官
表面がつるつるしていて、栄養素を吸収しない
胃
食べ物をお粥状に
食べ物を攪拌《かくはん》、消化作業開始
十二指腸
強アルカリでさらに消化
なんでも溶かす消化液が吸収に最適な状態にする
上部消化管
大腸
水の吸収
水分を吸収して便をつくる
下部消化管
小腸
栄養素を吸収する
炭水化物、タンパク質、脂質などを吸収

強力な胃酸で、胃が自己消化されないのはなぜ？

さて、食物が胃に入って来ると、胃壁からはpH1~2の強酸性の胃酸が分泌されます。その量は1日2リットルもあります。

この胃酸、前の章でも触れましたが、とても強力な消化液です。日本一の強酸性温泉で知られる玉川温泉（秋田県）の源泉のpHは1・2。包丁を一晩つけておくと溶けてなくなってしまう強力さは「胃酸級」と称されているほどです。

すると、「強力な胃酸は、自分の胃まで消化してしまう危険はないですか」と聞かれることがあります。不思議ですよね。

もちろん、胃酸は自分の胃を溶かしてしまったりはしません。胃そのものはタンパク質でできていますが、pH1~2の強酸性の酸やタンパク質を分解する酵素ペプシンなどを胃自ら産生するにもかかわらず、これらの胃液から胃を保護する力が備わっているのです。

胃液から胃を保護する最たるものが、胃自身が分泌している、ムチンを含む粘液です。

胃粘膜に対して「胃粘液」と呼ばれることもあります。胃粘液は、薄いベールのように胃粘膜表面を覆い、胃をガードしています。

十二指腸は強アルカリの消化管

胃から続く十二指腸に届いた食べ物は、消化がさらに進んでいきます。

十二指腸という名前は、「指十二本分の幅」という意味から来ていますが、実際は約25センチの長さがあります。名前を付けた人の指は相当太かったのかもしれませんね。

胃でお粥状になった食べ物が十二指腸に入ると、今度は酸ではなく、強いアルカリ性の消化液が待っています。一つは、肝臓でつくられる胆汁で、もう一つは膵臓でつくられる膵液です。この2つが混ざった十二指腸液は、ものすごい強アルカリで、何でも溶かしてしまいます。

魚の小骨を飲み込んでしまっても、腸に刺さったという話はあまり聞かないと思います。たいていのものは、十二指腸で強力な消化液によって、溶かされてしまうからです。

ただここで、「そんなに強力な十二指腸液ならば、どうして十二指腸を溶かしてしまわないのだろう」と疑問に思う方もいるかもしれませんね。

十二指腸には4段階からなる、実によくできた保護機構があります。

保護機構の1段階目は、「粘液バリア」です。十二指腸は内側の上皮細胞から粘液を分泌し、〝なんでも溶かしてしまうほど〟強力な十二指腸液が、上皮細胞に直接触れてしまわないようバリアをはってガードしています。

加えて第2段階として、膵臓や十二指腸腺（ブルンネル腺）から重炭酸イオンという「中和液」を分泌させて、十二指腸内のpHを適切に維持しています。胃と十二指腸で行われているこうした中和作用は、臓器を保護する上で大きな役割を果たしています。

保護機構は「守り」だけに徹しているわけではありません。

十二指腸の上皮細胞には、損傷を受けた場合でも数日で再生する能力があり、軽度のダメージならすぐに修復してくれます。

そして最後は、ホルモンや神経反射による十二指腸内の緻密な調節作用。たとえば、十二指腸のpHが、重炭酸イオンでは維持できないほど異常に上昇または低下した場合には、膵臓や胆のうからも分泌液が出て、調節される仕組みになっています。

この、胆汁と膵液が混じりあった強力な十二指腸液とともに、英語で to-and-fro と表現される「行って帰って」「行って帰って」という動きを繰り返して、胃でお粥状になった食べ物と消化液とが丹念にミックスされ、消化がさらに進みます。とくに、胆汁は、脂肪やタンパク質の分解と吸収に欠かせません。

こうして、吸収に最適な状態になった食物は、蠕動運動によってどんどん小腸に運ばれ、栄養素の吸収が本格的に始まります。**小腸の全長は約6メートル。炭水化物、タンパク質、脂肪の大部分と、水のほぼすべてを吸収しています。**

続く大腸は全長約1・6メートル、途中に盲腸と虫垂がくっついています。**大腸のはたらきは、小腸で吸収しきれなかった水分と、ミネラルの吸収です。**

食物は大腸に到達すると1分間に平均1~3センチメートルの速度で進み、水分をさらに失い、じわじわと固くなって、便になります。ここまで来たらあとは、肛門から外へ排泄されるだけ。食べた物はこうして、消化の旅路を終えます。

意外に知らない胃の不思議

「大食い」「小食」は胃の大きさのせい？

ときどき、「食事制限をしたら胃が小さくなりました」とおっしゃる人がいますが、食べる量によって「胃が小さくなる」ということはありません。食事制限で変わるのは、食欲を司るグレリンの分泌の状態です。

同様に、テレビの大食い番組で「大食いするために、たくさん食べるトレーニングをして、胃を大きくしてきた」と言う人もいますが、胃は風船のように膨らみますが、胃そのものが大きくなることはありません。より大きく膨らむ、ということもありません。

私の経験では、大食いができる人は「胃下垂」の人が多いです。

胃下垂とは、胃が正常な位置よりも下に垂れ下がった、ちょうど一度膨らませた風船が元に戻らずにだらりと伸びたような状態なのですが、そういう人の食事の量は、2つのタイプに分かれます。一方は食べたくても量が食べられず、すぐに満腹になってしまう小食タイプ。そしてもう一方が、「痩せの大食い」と言われる、非常に量を食べるタイプです。

小食タイプの人は、消化機能の低下などの原因によって、先に説明したような、胃がフリーズしている（蠕動運動が止まってしまっている）状況ですが、大食いタイプがなぜ大量の食事が食べられるのかを説明します。

私たちが満腹を感じる満腹中枢は、「レプチン」というホルモンの影響を受けています。食事をすることにより、血糖値が上昇し、脂肪細胞が刺激されることで「レプチン」が分泌され、胃の自律神経にはたらいて食欲を抑えます。食べ過ぎを防ぐ機能があるのです。

一方、空腹時に分泌されるのが「グレリン」というホルモンです。1章でご説明した、空腹中枢を刺激して食欲を増進させるホルモンです。

胃下垂で大食いの人は、たくさん食べるために、胃から腸への食物の流入が滞ってしまうことから、いくら食べても血糖値が上がらず、レプチンがなかなか分泌されない。食べ過ぎに対するストッパーが外れてしまっている状態といえます。反面、食欲増進ホルモンであるグレリンの機能はゆっくりと促進され、活発になります。

要するに、胃が特別に大きいのではなく、満腹を感じる機能が普通の人よりも鈍いというわけです。胃は伸び縮みする風船のような臓器ですから、満腹中枢が壊れていれば、めいっぱいパンパンになるまで詰め込むことができます。

もう一つ別の理由は、胃の蠕動運動が強力で、胃の下部（＝肛門側）に食べた物を素早く送る能力が高いのではないかと考えられます。

空腹だとお腹が鳴るのはどうして？

空腹になるとお腹が鳴りますね。あの音は、「モチリン」というホルモンが消化管を収縮させることで起こると考えられています。

モチリンは消化管運動を促進するホルモンで、人間が空腹を感じると分泌され、次の食事への準備として、胃や十二指腸を「ぐうっ」と強収縮させて食物を下方へと押し流し、消化管を掃除するはたらきをします。

だから、人は「食べられなくなったら終わり」

食物は「吸収されてはじめて」からだの内側に入る

私はこれまで2度、ドイツに留学する機会がありました。30歳ごろ、ドイツでお世話になった教授は、膵臓の世界的な大家でした。当時私は、エンドトキシンという大腸菌の中にある毒素を研究するために留学したのですが、そこで得た学びは今につながる、医師としての私の大切なベースになっています。

当時学んだのは、手術や大ケガをすることによって、毒素がからだの中に入り、全身的な悪さをする「バクテリアルトランスロケーション」という、栄養と密接に関係しているものでした。

胃や腸といった消化管は、すべて「外界」です。口から、お尻の穴まで、消化管という

「外界」を食べ物は通ります。消化管は、消化吸収の役目を担いながら、同時に、外界とからだの内部との境界線を守っている場所といえます。

腸はさまざまな栄養を吸収する臓器ですが、外界から口へ入って、吐き出されることなく、食道、胃と通り抜けて来た汚いものや有害なものを、最後の最後に「体内に吸収させないように守る」砦のような場所ともいえます。

「バクテリアルトランスロケーション」とは、その「外界」と「からだの内部」との境界線のバリアを超えて、細菌やばい菌がからだのなかに侵入してくることをいいます。

このバクテリアルトランスロケーションは、興味深いことに、きちんと食事を摂らないと起きることがわかっています。

腸は、伸ばすとテニスコート2面分ぐらいの広さの膜でできています。絨毛《じゅうもう》と呼ばれる毛のような無数のひだを折りたたんだような構造をしています。食事を摂ると、それらの絨毛がまるで、きれいにそろった芝生のようになり、食べないと、芝生が一気に枯れてしまったようになる様子を、私は留学中に何回も目撃しました。

腸は、腸管バリアという、テニスコート2面分のその絨毛によって、ばい菌がきたとしてもブロックするはたらきがありますが、食事をしないと、その絨毛が削げ落ちて、ブロック機能がはたらかなくなってしまうのです。

「食べる」から、「消化吸収できるからだ」がつくられる

要するに人間は、食べることによって、腸の粘膜に栄養を届け、結果、自分たちのからだを守っている。食べられるということは、だから、それだけ大切なことなのです。

腸が機能を果たすには、胃が健康でなくてはいけません。私が、胃がんの手術をしながら、栄養治療にも携わるようになった原点には、このドイツでの経験があります。

最近は腸内細菌など、腸のほうに注目が集まりますが、食道からきちんと食べ物が供給される、つまり、「食べられる」からこそ、腸内環境は整います。「食べる」の入口、食欲が絶たれることは、「生きる」を絶たれることに直結してしまうのです。

食べる欲は、生きる欲です。「食べられる」を守るために、私は食欲増進ホルモン「グレリン」を出す胃の一部を残す手術を開発しましたが、食べられるからだをつくるには、ご自身で取り組んでいただけることもあります。

次章では、「食べられる」を守るための、栄養の摂り方、筋肉の保ち方をお伝えします。

第4章

「食べられる」を守る「栄養」と「筋肉」

「栄養」とは「治療」である

九死に一生を得る人は「栄養状態のいい人」だけ

人は食べられなくなったら終わり――前章でもその話をしました。まさに、食べることは、生きることとです。

私が「食べられる」ことにこだわり、「食べられる」を守るための胃の手術方法を開発していること。栄養について、医師だけでなくさまざまな職種のスタッフたちと連携して、「食べられる」を守る取り組みをしていることは、ここまでにお伝えしたとおりです。

私にとっては、「栄養」とは、まず第一に取り組む「治療」なのです。

その原点となった経験が、医師になって2年目にありました。当時、帝京大学の救命救急センターで若手医師として勤務していたときのことです。

救急医療は患者さんの重症度によって一次から三次まで3段階にわけられていて、救命救急センターは三次救急を担います。

当時の三次救急の救命率は10％以下で、運ばれてきた人の10人中9人は亡くなってしまうという状況でした。

でも、そのなかに、九死に一生の状況で生き残る方がいました。

それはどういう人なのかというと〝栄養状態のいい人〟でした。

救命医療の現場を知ることで、栄養がこれほど人の生き死にを左右するのかと痛感した私は、以降、外科手術であろうとどんな場面であろうと、生命の根本である「栄養」を大事にし、取り組むようになりました。

救命救急センターでは栄養状態の善し悪しは、血液検査と筋肉の状態で判断します。**何よりも重要なのは筋肉の状態です。腸腰筋《ちょうようきん》という股関節まわりのインナーマッスルをCT検査で測って太さを見て、細過ぎる場合は栄養状態が悪いということになります。**

インナーマッスルというのは、からだの深部にある筋肉の総称で、体幹の安定性を高め、呼吸にも関わるなど、重要なはたらきを担っています。

当時、若き日の私がお世話になったその救命救急センターには、栄養治療専門の医師の先生がいらして、その下で勉強させていただき、栄養の大切さを肌で知ることができました。以来、栄養と手術の２本立てで医療を考えています。

手術がうまくいくかどうかも、合併症が起きるかどうかも、仮に合併症が起きた場合に早く回復するかどうかも、栄養にかかっています。

手術できるか否かは、「２階まで自力で上がれるか」で判断

運ばれてきた重症の方で「九死に一生を得る人」は栄養状態がいい人ですが、がん治療においても、栄養状態、すなわち筋肉の量は重要な目安になっています。

最近は、抗がん剤による治療にも、筋肉が重要であることがわかってきました。栄養状態が悪く、筋肉が落ちた人は、抗がん剤治療をつづけることが困難になってしまうのです。そういう意味で、**栄養と筋肉量は、生命に直結している**と言えます。

以前は、がんを治すにはただ手術だけすればいいと思われていましたが、今はそうではありません。患者さんの全身状態を見て、とりわけ筋肉等を大切にしなければ治療はうまくいかないと考えられています。

胃がんの手術の際には、「自分の力で、何の不自由もなく2階まで階段で上がれること」を、手術ができるかできないかの判断基準にしています。階段を上がれない人は手術することができません。

筋肉量がないということは、体力がないということ。体力がなければ、全身麻酔をかけるにしても心臓などへの負担が大きく、かけることができません。長時間の手術にも耐えられません。

筋力がいちじるしく落ちている人には、手術を延期してでもまずは栄養状態を整え、運動をしてもらうことを優先します。

寝たきりになると、1日約1％以上筋肉が失われると言われます。入院して1週間も寝たきりでいると、約10％もの筋肉が失われることになってしまうので、運動しながら栄養を摂っていき、手術に耐えられる栄養状態を整えることになります。

「低栄養」は「病気」である

本来の治療をつづけるための「栄養」

栄養状態が悪い「低栄養」は、医学的には「病気」で、治療の対象になります。私は現在、日本で一番大きな組織となった栄養を考える学会「日本栄養治療学会」の理事長として、低栄養の改善に取り組んでいます。

日本栄養治療学会では、たとえば、「栄養状態が悪いと手術をしても傷の治りが悪いので、治療して手術が受けられるようにしましょう」とか、「筋肉を増やすにはこの栄養素が必要なので、この栄養素を投与しましょう」といったことを、医師だけでなく、歯科医師、看護師、薬剤師、管理栄養士、臨床検査技師、理学療法士、調理師など、多彩な職種が連携して考えます。

「栄養治療」の幅は広く、経口栄養補助食品や、経腸経管栄養（経腸栄養）、非経口栄養に加えて、社会的活動やカウンセリング、栄養評価など、栄養に関連する治療行為すべてが含まれます。

ただし、テレビ番組が喜びそうな「何を食べたら健康にいい」とか「腸内細菌を増やすには○○を食べましょう」といった治療行為以外の話はしていません。あくまでも、**体力を維持して本来の治療をつづけられるようにするための栄養を考える、**ということです。

低栄養を「診断」し「治療」する仕組みをつくった

「低栄養」は医学的に「病気」であるといいましたが、じつはまだ、正式な疾患名としてはあつかわれていません。

ただ近年、世界の主要な臨床栄養学会が協力して、「Global Leadership Initiative on Malnutrition（ＧＬＩＭ）」として、診断基準を提唱しました。もうじき、ＷＨＯの疾病分類にも登録されて、低栄養とがんは、横並びで表記されるようになるのではないかと考えています。

GLIM基準は、従来の、食事がしっかり摂れないことによる低栄養だけでなく、医療機関での病気に関連する低栄養も考慮されていて、低栄養を診断して治療する、世界標準の仕組みとして期待されています。

手術後の「食べ物」「食べ方」はとても大切

栄養状態をよくすることは、もちろん術後の回復でも重要です。胃などの消化器の手術後は、退院後も思うように食べられなかったりするため、上手く栄養が摂れずに「低栄養」となり、筋肉量の減少が起こるのです。筋肉量を維持し、健康を取り戻すための有効な手段として、栄養は必要不可欠であることは言うまでもありません。

私は、がん研有明病院でも、栄養管理部を立ち上げ運営しましたが、北里大学病院に赴任後も、栄養部の部長を兼任し、病院食全体の改革をしました。患者さんの回復を栄養面からしっかりと応援するためです。

病院食はサイクルメニューといって、大体21日や28日周期で献立が立てられており、北

郵 便 は が き

料金受取人払郵便

新宿北局承認

9197

差出有効期間
2026年 4 月
30日まで
切手を貼らずに
お出しください。

169-8790

174

東京都新宿区
北新宿2-21-1
新宿フロントタワー29F

サンマーク出版愛読者係行

ご 住 所	〒 都道府県	
フリガナ		☎
お 名 前		(　　　)
電子メールアドレス		

ご記入されたご住所、お名前、メールアドレスなどは企画の参考、企画用アンケートの依頼、および商品情報の案内の目的にのみ使用するもので、他の目的では使用いたしません。

尚、下記をご希望の方には無料で郵送いたしますので、□欄に✓印を記入し投函して下さい。

□サンマーク出版発行図書目録

1 お買い求めいただいた本の名。

2 本書をお読みになった感想。

3 お買い求めになった書店名。

市・区・郡　　町・村　　書店

4 本書をお買い求めになった動機は?

・書店で見て　・人にすすめられて
・新聞広告を見て(朝日・読売・毎日・日経・その他＝　)
・雑誌広告を見て(掲載誌＝　)
・その他(　)

ご購読ありがとうございます。今後の出版物の参考とさせていただきますので、上記のアンケートにお答えください。**抽選で毎月10名の方に図書カード(1000円分)をお送りします。**なお、ご記入いただいた個人情報以外のデータは編集資料の他、広告に使用させていただく場合がございます。

5 下記、ご記入お願いします。

ご職業	1 会社員(業種　)2 自営業(業種　) 3 公務員(職種　)4 学生(中・高・高専・大・専門・院) 5 主婦　6 その他(　)		
性別	男・女	年齢	歳

ホームページ　http://www.sunmark.co.jp　ご協力ありがとうございました。

里大学病院の場合は21日サイクルで、3週に一度同じメニューが回ってきます。

内容はとくに制限のない普通の食事である常食と、さまざまな手術の後の術後食、糖尿病食、腎臓病食、嚥下機能が悪い方向けの嚥下食等の治療食に加え、小児の病棟用の離乳食など、100種類以上もの献立があります。それらのメニューを、3年間かけて見直し、メニューを刷新しました。

たとえば胃がんで入院している患者さんの場合、胃の手術の後は、基本的には、最初の1〜2週間を過ぎた後は食べ方や量を工夫すれば、何を食べても特に問題はありません。ただし、筋肉はしっかり維持していただきたいので、タンパク質を積極的に摂れるメニューになります。

タンパク質を多く含む食材は肉類・魚類・卵・大豆製品・乳製品などですが、特に肉類や魚類は効率的にタンパク質が摂れる食材です。タンパク質以外のビタミンB群や鉄分も一緒に摂れるので推奨します。

逆に、控えめにしたほうがいい食材としては、消化が悪い海藻やキノコ等の繊維質のもの。あとは脂質の多い揚げ物、バラ肉。それでも、絶対ダメというわけではなく、食べ過ぎたり、毎日食べたりしなければ構わないし、刺激物も、過度にならなければ大丈夫です。

食べ方としては、胃の手術後の入院期間中は、胃が張ってしまう「胃拡張」を避け、つなぎ合わせた「吻合部《ふんごう》」への過度な負荷を避けるために、食事量を通常よりも半分ぐらいに減らして、その分、食事の回数を増やし、栄養剤等の栄養補助食品や乳製品などで栄養を補充するようにします。


ご家族に、食が細く痩せてしまった方や筋肉量の低下を実感されている方がいる場合には、食事の回数を増やしたり、少量でもタンパク質やエネルギーをしっかり摂れる食材を選んだりするなどの工夫をしてみることをお勧めします。

栄養を摂ることはとても大事なことではありますが、食事が苦痛で、食べるのが義務になるようなことはできるだけ避けたいものです。そのためには自然に食べたくなって、栄養も摂れるよう、

- **好きな食べ物を取り入れる**
- **食べられる料理で栄養価を高める工夫をする（素うどんではなく、卵とじうどんにしてみるといったように）**

●食環境を整える（家族で外食に出かける、食べたいときにすぐ食べられるようストック食材を購入しておくなど）

など、さまざまな工夫が考えられます。

どうしたら、患者さんにおいしく楽しく、必要な栄養を摂ってもらえるか、私も、栄養部のスタッフも日々知恵をしぼっています。

「食べたくなる」工夫って、どうやるといい？

病院食も「大改革」でここまでおいしくなった！

さてここまで、病気を治すためには栄養が大事と力説してきましたが、「そうは言うけど病院食っておいしくないですよね」とおっしゃる方は多いかもしれません。

残念ながら、私が勤務する北里大学病院も、例外ではありませんでした。

着任して初めて食べたときには、色味もないし、見た目も悪いし、味も悪くて、なかなか喉を通りませんでした。「これでは入院中の患者さんたちの術後の栄養状態も悪くなるにちがいない。回復にも影響してしまうのではないか」そんな心配が頭をよぎりました。

治療も大事ですが、おいしくないものを食べても幸せにはなれません。私は病気を治すだけでなく、患者さんに幸せを感じてほしいという思いで、病院食を一新することを提案しました。改革を始めて3年、さまざまな私の要望にチームのみんなが応えてくれたおかげで、北里大学病院の病院食はすっかり変わりました。

私は現在も、毎日、入院患者さんが食べているのと同じ昼食を検食していますが、見違えるほどおいしくなりました。看護師長さんに「こんなおいしいものを食べられて幸せ」と言わしめたほどです。

患者さんからの評判も上々で、栄養部は2023年と2024年、2年連続で「患者満足度委員会」の投票でナンバー1に選んでいただくことができました。これは、院内の200ほどある部門の中で、患者さんをもっとも満足させられた部署に贈られる賞で、なんと2024年の受賞は満場一致で決定したそうです。

実際、栄養部には日ごろ、患者さんから食札（食事のお盆に載せられたメニュー表のようなもの）に手書きで感想をいただいたり、アンケートでは「病院食がこんなにおいしいとは思わなかった」とか「食事時間が楽しみです」といった、うれしい声がたくさん届いています。

おいしいって、うれしいことですよね。

おいしい、という気持ちは、人を前向きにする気がします。

「何を」「どう」変えたら見違えるほど食べられるようになった？

北里大学病院栄養部は、おいしい、うれしい病院食にするために、どのような工夫をしたのでしょうか。

もともとは栄養のプロ、調理のプロたちですから、色や盛り付けの基本は心得ていたはずです。

栄養部の管理栄養士はじめ、メンバーたちに改革前のことを振り返ってもらうと、「病院食はこうだ、という思い込みもあったかもしれない」と話してくれました。

「大きい容器のおかずにはタンパク質だけ、小さい容器のおかずには野菜だけ」といったように、栄養計算がしやすかったり、配膳しやすかったりといった、提供する側の都合ばかりが優先されて、食べる方のおいしさやうれしさを優先できていなかったと言います。

そこで工夫したのが、次のことがらでした。

- 家庭で食べる食事と似たようなメニューを基本に、ときどきレストランで食べるような特別メニューを取り入れる。
- 栄養構成を整えるためだけのメニュー構成はやめる。たとえば以前は「ジャガイモとニンジンだけの煮物」といったメニューがあったが、家庭ではそんな煮物はつくらないはず。肉そぼろなどを入れた肉じゃがに変え、緑色の野菜で彩りも添えた。
- 基本的に、和食なら和食にして、食事の膳全体に統一感を持たせる。和洋折衷的で、主菜は中華風だが副菜は和食といったとりあわせもあったがやめた。
- 全部醤油味で、何を食べても似たような味で、かつ茶色い料理ばかりというのをやめ、塩味、酸味、甘味等、味のバランスを考え、飽きないメニューを工夫した。

これらはほんの一部ですが、チームみんなで意見を出し合って、患者さんに喜んでもらうにはどうするといいのか、小さなことにも気を配ってくれたことがわかります。

実際、最初の頃は検食のたび、私がかなり口やかましく、見た目や味、食材、メニュー構成等々、指摘していましたが、それが最近では、「おいしい、おいしい」ばかりなのです。

「出汁コンテスト」から始まった試行錯誤

3年をかけて、100以上の病院食メニューを大改革しましたが、その改革のファーストステップは「**出汁コンテスト**」でした。

これは、以前勤めていたがん研有明病院で実施して効果があったので、北里大学病院でもやってみたものです。

2024年4月1日現在、北里大学病院の病床数は1135床。これだけの患者さんの食事の用意をするには、一つずつ鍋で昆布やカツオ節から出汁をとるわけにはいきません。でも、出汁がおいしいと、きっと食事はおいしくなるはず。

そう考えて、まずは出汁の改革から始めよう、ということになりました。

業者さんから水出しの出汁と液体出汁を10種類ぐらい取り寄せ、それぞれを小さなコップに入れて、50人ぐらいで味見します。おいしい順に3つ、まずい順に3つ、ピックアップして順位をつけてもらいました。

集計して、1位と2位になった出汁を使って調理するようにしたところ、患者さんの満足度は一気に変わりました。レシピは同じなのに、「おいしい」と言ってもらえるようになったのには驚きました（ちなみに、私がおいしくないと感じていたときの出汁は、そのコンテストでは下から2番目だったと思います）。

そうなると調理師や栄養士もがぜん面白くなって、今度は自主的に「メニューの見た目を変えよう」という声が上がりました。そして次は「メニュー自体を見直そう」といったように、改革はどんどん進み、ついにはメニューの総入れ替えです。

患者さんからの「おいしかったよ」の声が、それだけ現場の励みになるということでしょう。

塩味を「出汁」で上手に調節できる

病院の場合、出汁の量のコントロールにも気を遣います。

たとえば抗がん剤治療をしていると、口の中が、ちょっとした塩気でも痺れてしまったり、逆に塩気を感じにくいという患者さんも多くいらっしゃいます。

食事をおいしく感じていただくためには、塩気を加減するのではなく、出汁を、普通量の2倍や3倍にしていくと、塩は同じ量もしくは、ほとんど入っていなくてもおいしさを感じるようになります。

ちなみに、栄養部は、出汁コンテストにつづき「お酢コンテスト」も開催しました。米酢、穀物酢、果実酢など5種類ぐらいを試して、おいしさと同時に使い方なども考えるようにしました。

酢も、出汁と同様に、塩気の軽減のためにうまく使うことが可能ですし、食材の色を変えないので、見た目を美しくするにはありがたい調味料です。

この出汁の量のコントロールや、お酢を上手に活用するというのは、一般のご家庭でもお使いいただけるポイントですね。とくに高齢のご家族がいらっしゃるご家庭では取り入れるとよいでしょう。

というのも味覚は、加齢にしたがって衰えていくことがわかっており、味覚が衰えるとそれまでおいしいと感じていた味では物足りなくなって食欲が減退し、栄養がしっかり摂れなくなって、「要介護」になるリスクも高まります。

すると「低栄養」「サルコペニア」「ロコモティブシンドローム」といった状態になりや

すくなってしまいます。厚生労働省の計算では、65歳以上の男性の約8人に1人、女性の約5人に1人が「低栄養傾向」にあります。

ご家族にもし、この頃あまり食が進まず、痩せてきた方がいらしたら、出汁の見直しや、量のコントロール、お酢の活用も検討されることをお勧めします。

「見た目もおいしい」で工夫できるこれだけのこと

私たちが取り組んだ「見た目」の改善について、もう少しお話しさせてください。

北里大学病院に着任当初、病院食を「おいしくない」「食べたいと思えない」と感じた理由には、味の悪さはもちろんですが「見た目の悪さ」もありました。

そこで、出汁コンテストの後、患者さんから「おいしい」と言われることが増えて俄然やる気が高まっていた栄養部のメンバーたちに、私はある提案をしました。

それは、私が理事長をしている日本栄養治療学会で開催を決めた、第1回「患者さんのための見た目にも美味しい病院食コンテスト」への応募です。

このコンテストのポイントは、なんと言っても「見た目もおいしい」にこだわっていること。その心は、「病院食は、患者さんの健康回復をサポートするための重要な要素であり、栄養バランスが良く、見た目にも美味しい食事を提供することが、患者さんの満足度を高め、回復を促進する」というものです。

栄養バランスが良く、見た目にもおいしい食事は、入院患者さんに限らず、皆さんの健康につながるはず。そんなコンセプトですすめた取り組みは、私自身がワクワク心躍るものでした。

「病院食コンテスト」で準グランプリ

さて、調理師と栄養士が協力し、見た目にもおいしくなるよう工夫を凝らしたメニューは40点以上もできあがりました。みなさん自宅で見た目よく撮影した写真を持ち寄って、まずは院内審査を開催しました。まずは写真による審査です。

そこで40数点の中から5メニューを選出し、最終審査は私や病院幹部の先生方を含めて、実際の料理を味わう試食審査を行い、投票によって一番票を獲得したメニューを、「患者さんのための見た目にも美味しい病院食コンテスト」に応募しました。

「応募条件」は次の通りで、「一食あたりの材料費が400円以内（税抜）」というところが、実用的です。

①食事形態は普通食
②主食（白米または他の主食）、主菜、副菜の組み合わせ
③メニューおよび盛り付けの食器は、普段施設で使用しているもの
④一食あたりの材料費が400円以内（税抜）
⑤献立レシピは分かりやすくスムーズに調理できるもの

私たち、北里大学病院の栄養部は、第1回のコンテストには「あんかけで味変 彩りチャーハン定食」と題したメニューで応募し、応募総数111点中、「クックチル・ニュークックチル部門」で準グランプリを獲得しました。

ごま油を入れて炊き込むことでパラパラに仕上げたチャーハンは、お好みで豚肉とろろあんをかけて「あんかけチャーハン風」にも味変できるという、患者さんご自身の体調や好みに合わせた食べ方ができるメニューです。

ちなみにニュークックチルはスウェーデンで開発された調理法で、日本では航空機の機内食に導入されています。料理は配膳直前まで、細菌の増殖が抑制される低温度で厳しく管理され、器に盛り付けた後、配膳用のカートの中で再加熱され患者さんに提供されます。

翌年の第2回病院食コンテストには「身体も心も喜ぶミラノ風カツレツ〜本場の味を患者さんにも食べやすく」というメニュー名で応募し、この年も準グランプリをいただきました。

ミラノ風カツレツは、院内のメニューコンテストで高評価をいただき、患者さんからも「病院食の概念が変わった」と絶賛されたメニューです。食が細い患者さんでもおいしく食べられるよう、油を混ぜた特製パン粉を使って焼くことで油分を抑え、からだに優しい料理に仕上げました。

これらの私たち自慢の病院食をご家庭でも楽しんでいただけるよう、家庭用にレシピをアレンジしましたので、ぜひご自宅でもお楽しみください（次ページ）。

おいしいを守り、食べられる、を守る。からだづくりの基本の場面でこそ、「うれしい」「おいしい」といった、笑顔が花咲くことをめざしています。

北里大学病院栄養部考案！

「食べられる」を守る

おいしい病院食レシピ

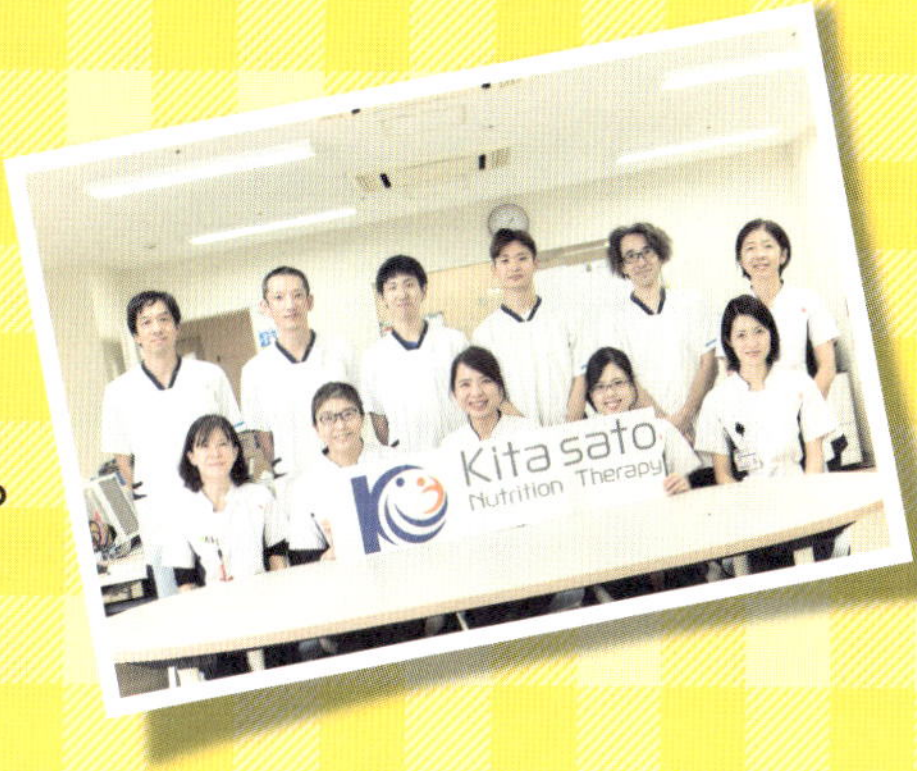

病院食コンテストで2023年、2024年と2年連続で準グランプリを受賞した病院食をご家庭用にアレンジしたレシピです。ぜひご家庭でもどうぞ！

レシピはすべて2名分です。

※病院食のため、全体的に一般的な1人前量よりも分量は少な目となっております。
※米飯やフルーツなどの記載は省いております。

ご家庭版！　2023年準グランプリ受賞レシピ

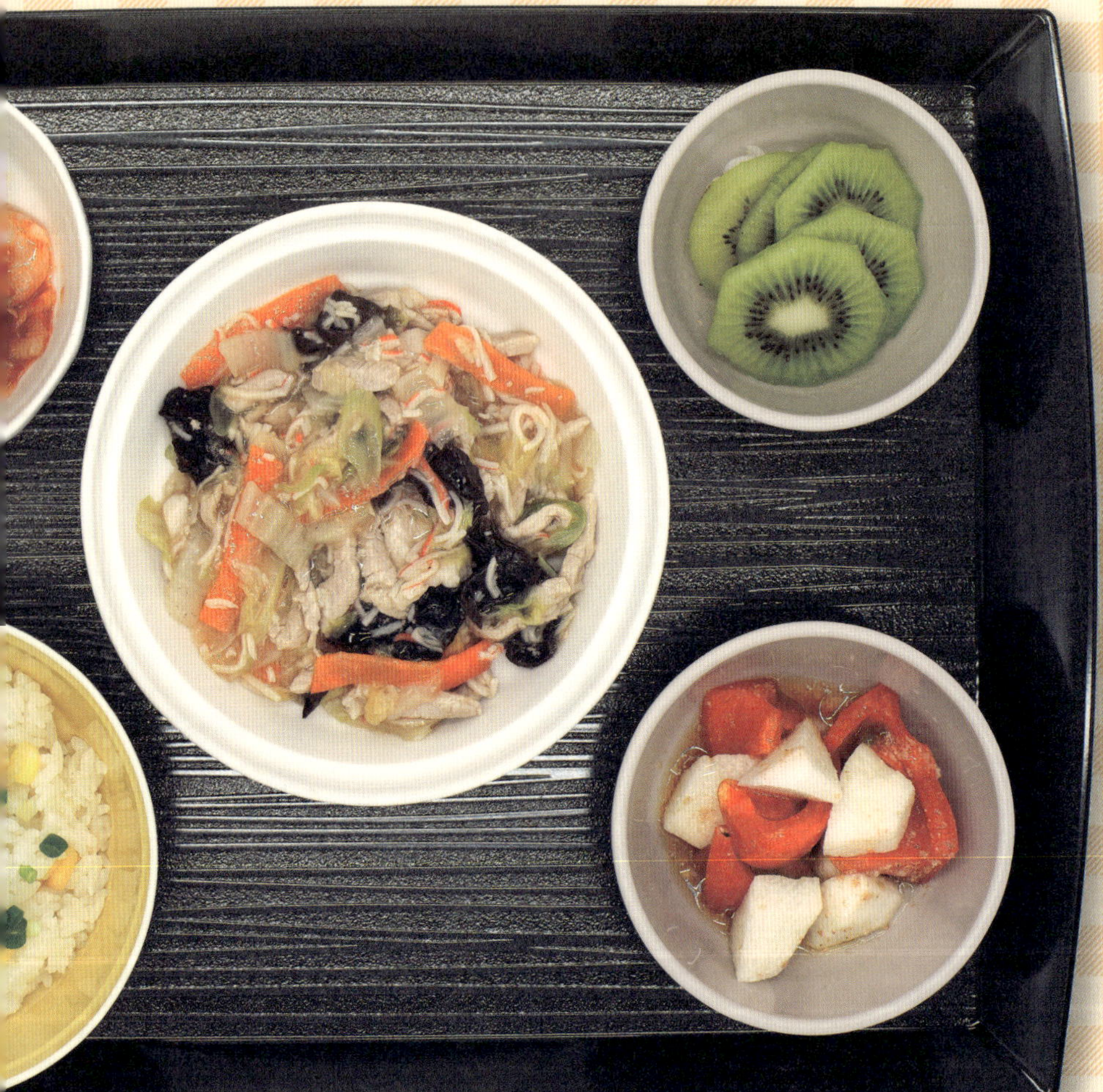

コーンチャーハン

米1合　冷凍コーン大さじ2
根深ねぎ8-10cm程度(みじん切り)
鶏がらだし小さじ1　塩小さじ1/10　こしょう適量
ごま油小さじ2　万能ねぎ適量

❶万能ねぎ以外の材料をすべて炊飯器に入れる。
❷炊飯器のメモリどおりに水を入れてよくかき混ぜてから炊飯する。
❸出来上がったチャーハンを器に盛り、万能ねぎをちらす。

豚肉とろとろあん

豚肉薄切り4枚　カニカマ4本　白菜大1枚程度
人参2-3cm程度　乾燥きくらげ小さじ1　ごま油小さじ1
鶏がらだし小さじ1/2　酒小さじ1　醤油小さじ1
塩·こしょう各少量　水100cc　水溶き片栗粉(片栗粉小さじ1)

❶豚肉は千切り、白菜・人参は短冊に切る。きくらげは水(分量外)で戻し、カニカマとともに適当な大きさに。
❷鍋にお湯を沸かし、調味料と具材を入れて軟らかくなるまで煮込む。
❸水溶き片栗粉でとろみをつけ、仕上げにごま油を加える。

エビとブロッコリーのチリソース

むきエビ小6-8尾　ブロッコリー1/4株(茹で)
根深ねぎ5-6cm程度(みじん切り)　サラダ油小さじ1
おろし生姜小さじ1/2　おろしにんにく·豆板醤各少量
酒小さじ1　ケチャップ大さじ1　砂糖·醤油、鶏がらだし各少量
水30cc　水溶き片栗粉(片栗粉小さじ1/2)

❶フライパンにサラダ油を熱して生姜・にんにく・豆板醤を炒めて香りを出し、むきエビと根深ねぎを炒め合わせる。
❷その他の調味料と水を加えて少し煮詰め、水溶き片栗粉でとろみをつける。
❸最後にブロッコリーを加えて混ぜ合わせる。

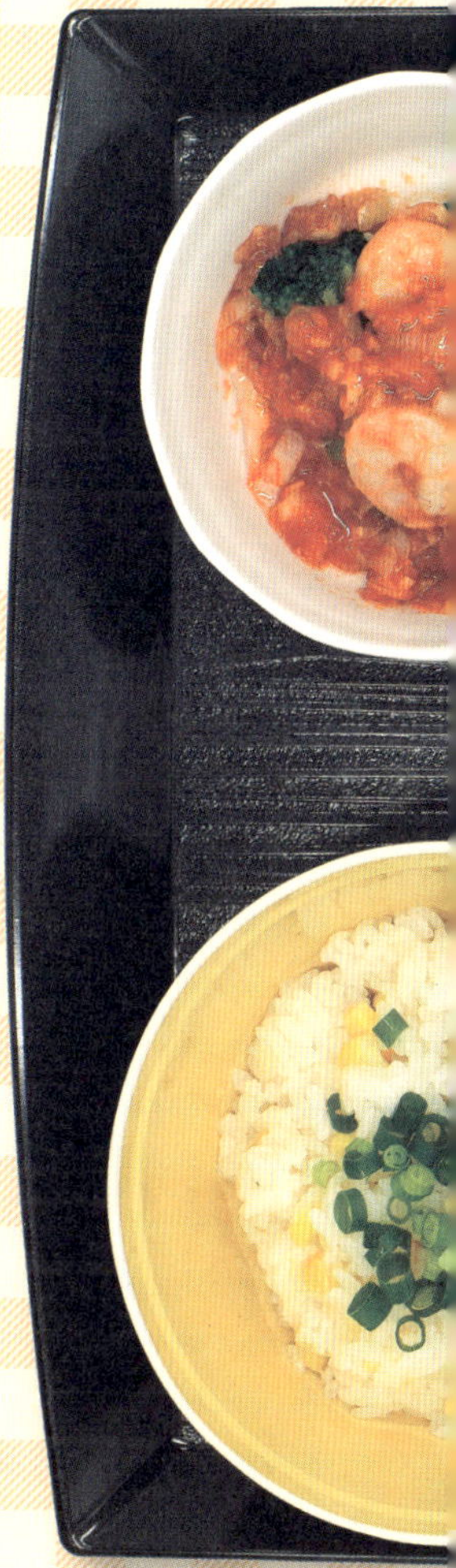

トマトと山芋の中華和え

トマト1/2コ　山芋5-6cm程度　酢小さじ2　醤油小さじ1
砂糖小さじ1　ごま油小さじ1/2　すりごま適量

❶トマトと山芋を乱切りにし、調味料とすりごまを加えて和える。

ご家庭版！　2024年準グランプリ受賞レシピ

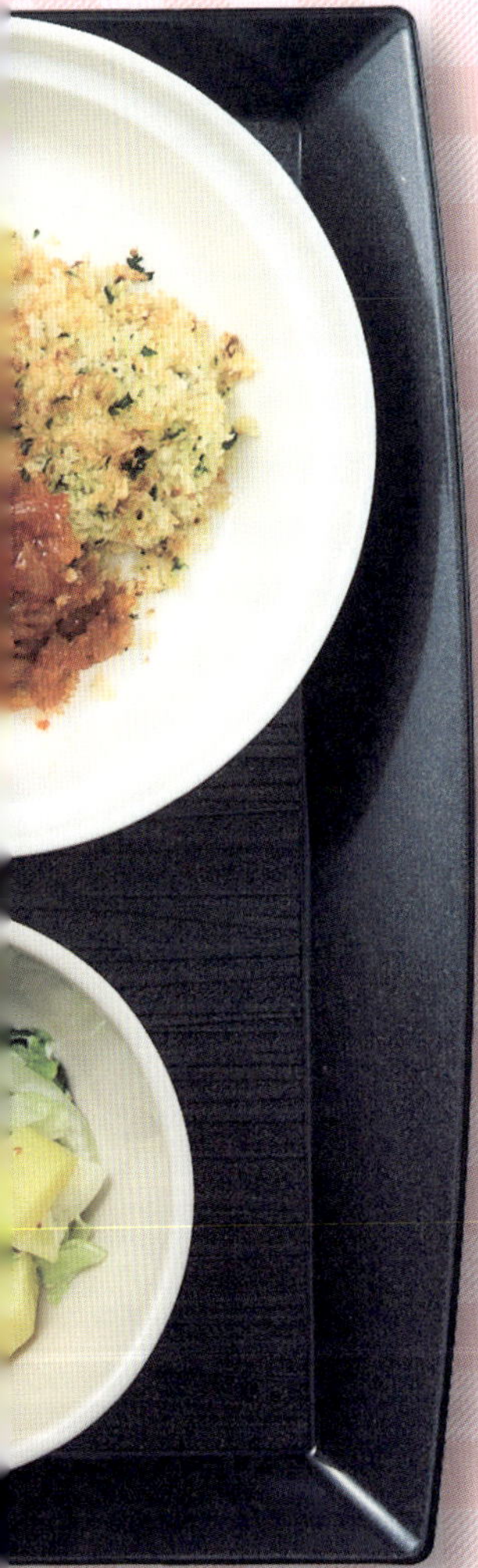

ミラノ風カツレツ

カツレツ

鶏もも肉1/2枚　白ワイン大さじ1/2　塩小さじ1/10
こしょう適量　おろしにんにく小さじ1/2　小麦粉小さじ1
A（パン粉大さじ1　粉チーズ小さじ2　粉パセリ少量　オリーブオイル大さじ1.5）

トマトソース

玉ねぎ1/4コ（みじん切り）　オリーブオイル小さじ1
トマト缶1/4
おろしにんにく・コンソメ・塩・こしょう・乾燥バジル各少量

❶鶏もも肉は白ワイン、塩、胡椒、おろしにんにくで30分以上漬け込む。
❷トマトソースを作る。フライパンにオリーブオイルを熱して玉ねぎを炒め、トマト缶と調味料を加えてよく煮込む。火を消してから最後に乾燥バジルを加える。
❸❶に小麦粉、混ぜておいたAの順でまぶし、フライパンまたはオーブントースターで両面をこんがり焼く。
❹❸を器に盛り付け、❷のソースをかける。

さつまいもサラダ（マスタード風味）

さつまいも1/4本，　レタス1枚　胡瓜1/5本　玉ねぎ2cm程度
マヨネーズ大さじ1.5　粒マスタード小さじ1　酢小さじ1
砂糖・塩・こしょう各少量

❶さつまいもは皮をむき、乱切りにして水にさらした後電子レンジで加熱し、冷ます。
❷レタスは千切り、胡瓜は輪切り、玉ねぎは薄切りにする。
❸❶、❷を合わせ、調味料で和える。

野菜のコンソメ煮

キャベツ大1枚（短冊切り）　スライスベーコン1枚（短冊切り）
冷凍コーン小さじ2　ブロッコリー6-8房程度
コンソメ小さじ1/2　塩・こしょう各少量　水大さじ4

❶鍋に具材と水を入れて蓋をし、火が通るまで蒸し煮にする。
❷調味料を入れて味をととのえる。

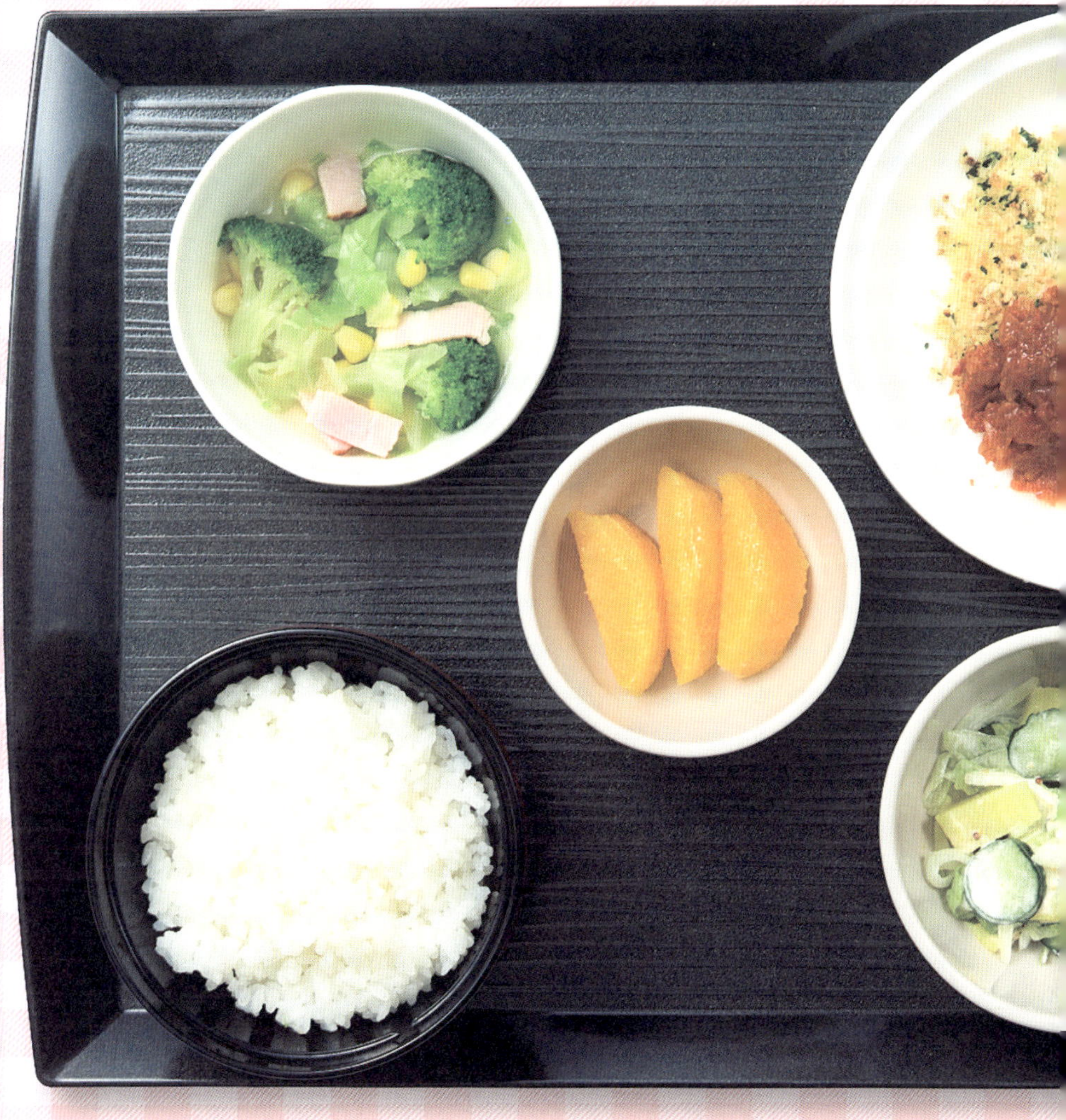

病気のときどう食べる？

がんになったときにどう食べるか

本書をお読みいただいている方のなかには、胃がんや他のがんで治療中、療養中の方もいらっしゃるものと思います。

がんになったときにどう食べるか、は私のまさに専門とする分野で、そのあたりについては前職時代に書いた『がん研有明病院の胃がん治療に向きあう食事』（女子栄養大学出版部）をはじめとする書籍にくわしくご紹介していますが、ここでも、大切なポイントについてお伝えしたいと思います。

かつては、「胃がん」＝「死」というイメージが強く、病気の進行よりも先に、気持ちがまいってしまう方が少なくありませんでした。しかし、現在はそうしたイメージは大きく変わり、胃がんは治るがんだと思っている人が増えてきたように思います。

事実、胃がん全体の10年生存率は56・8%、早期発見であれば10年生存率は77・6%(国立がん研究センター、2024年発表)に達しています。

しかも以前は、胃がんを手術した後は激やせしてしまうのが常識でしたが、今は、とくに私の患者さんは、手術前と変わらない姿で、食事もおいしく食べて、病気になる前の人生を取り戻しておられる方が増えています。

食欲を司るグレリンを分泌する部分を残す手術とあわせて、同じく大きな役割を果たしているのが、栄養面からのサポートです。

胃がん切除後の食事についてはこのあとの130ページをご参照いただくとして、ここでは先に少しだけ、専門的なお話をしておきましょう。

胃がん手術の後もそうですが、がんの患者さんの約半数は体重が減少し、そのうち3分の2の人は5%以上も体重が減ってしまいます。

がんのやせ方の大きな特徴は、脂肪ではなく、筋肉から落ちてしまうことです。体重50

kgの人なら、47・5kg以下にやせてしまいます。これが脂肪なら、ちょっとうれしい人もいるでしょうが、やせるのは筋肉なので、大切な体力が落ちてしまいます。

筋肉からやせてしまう理由の一つは、がん細胞から分泌される物質「筋肉の分解因子（PIF）」にあります。

このPIFが悪さをして、がん患者さんはタンパク質と糖が燃焼しやすくなってしまいます。結果、タンパク質と糖が足りなくなり、からだは仕方なく筋肉を燃やしてエネルギーをつくろうとするので、筋肉からどんどんやせてしまうというわけです。

また、がん細胞は、炎症を起こす物質「サイトカイン」も分泌しています。そのため、患者さんの体内では慢性的に炎症が起きており、エネルギーがたくさん消費されているため、発熱、倦怠感、食欲不振などに絶えず苦しめられます。

さらに、手術、放射線療法、化学療法（抗がん剤治療）などの影響でも、口内炎などの炎症が生じます。

努力して食べても、なかなか太れない裏には、こうした事情もあります。

筋肉が落ち、体重が減少すると体力も低下し、合併症を起こしやすくなったり、化学療法や手術などの必要な治療が受けられなくなったりします。がんと闘う力が落ちてしまうのです。

病院食は、そうした事態に陥らないよう、十分に考え抜かれた食事をご提供しています。患者さんのための「栄養」は、単に栄養バランスがいいとか、栄養価が高いだけの栄養ではありません。がん治療を乗り切り、治療後もイキイキと生活できるようにするための「栄養治療」になっています。

たとえば、良質なタンパク質を摂るために、炎症を抑え、筋肉を分解してしまう**ＰＩＦの量や活動を抑制するＥＰＡ（エイコサペンタエン酸）を多く含む青魚をメニューに取り入れること。**

また、筋肉の中の必須アミノ酸の30～45％を占め、筋肉のタンパク質が分解されてしまうのを抑えるはたらきがある**ＢＣＡＡ（分枝鎖アミノ酸：バリン、ロイシン、イソロイシン）が多く含まれる大豆、チーズ、マグロなどを積極的に食べてもらう**など、専門的な見地から、研究を進めています。

自宅でもできる栄養食の３大ポイント

がんの手術をして、自宅で療養する際、食事面で気を付けたいのは、やはり「体重減少（筋肉減少）」です。体力が落ちる上に免疫力も低下してしまい、がんと闘う力が低下してしまうからです。

筋肉減少を防ぐ、家庭での栄養食の秘訣は３点あります。

ポイント①は、「良質なタンパク質を摂る」ということです。

体重減少の大きな原因の一つは、前項でお伝えした筋肉の減少です。筋肉を増やすには、「良質なタンパク質」や「ω（オメガ）３系の脂肪酸」が有効とされています。

タンパク質は、私たちの生命を維持するために不可欠なもので、わずか20種類のアミノ酸で構成されています。アミノ酸の量や配列（並び順）、集合体の大きさや形状は、タンパク質の種類によって異なります。

なかでも、「良質なタンパク質」とは、アミノ酸がバランス良く含まれているタンパク

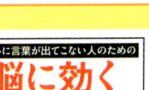

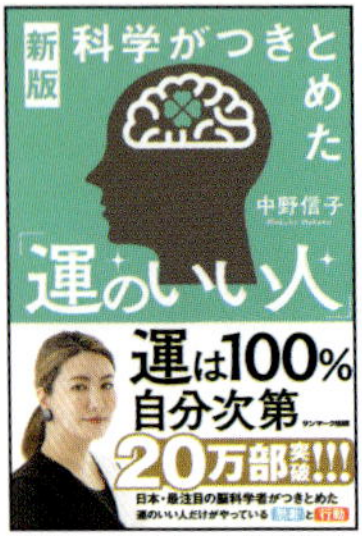

新版 **科学がつきとめた「運のいい人」**

中野信子 著

ジャンル：教養

運は100%自分次第！「運がずっといい人」には科学的根拠があります！日本再注目の脳科学者がつきとめた運のいい人だけがやっている思考と行動。強運は行動習慣の結果です！

←LINEでこの本を試し読み！

定価＝1650円（10%税込）
ISBN978-4-7631-4080-7

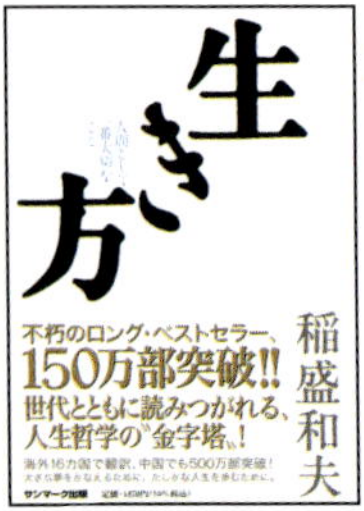

生き方

ジャンル：自己啓発

稲盛和夫 著

大きな夢をかなえ、たしかな人生を歩むために一番大切なのは、人間として正しい生き方をすること。世界的大企業・京セラとKDDIを創業した当代随一の経営者がすべての人に贈る、渾身の人生哲学！

←LINEでこの本を試し読み！

定価＝1870円（10%税込）
ISBN978-4-7631-9543-2

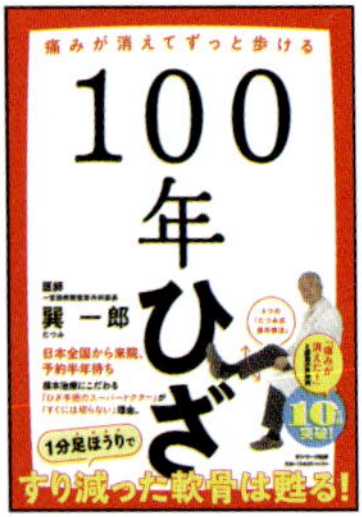

100年ひざ

ジャンル：健康

巽 一郎 著

世界が注目するひざのスーパードクターが教えるひざが手術なしで元気になる3つの方法。
すり減った軟骨は「1分足ほうり」で甦る！
ひざにお悩みのあなたは必見です！

←LINEでこの本を試し読み！

定価＝1540円（10%税込）
ISBN978-4-7631-4066-1

子ストアほかで購読できます。

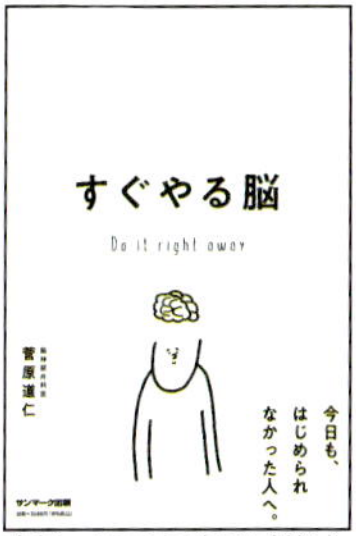

定価＝1540円（10%税込）
ISBN978-4-7631-4167-5

すぐやる脳

ジャンル：自己啓発

菅原道仁 著

やりたいことはあるけど先延ばしにしてしまう…今日も、はじめられなかった人へ。脳神経外科医が教えるドーパミンの力で勝手に脳をやる気にさせる方法、教えます！

← LINEでこの本を試し読み！

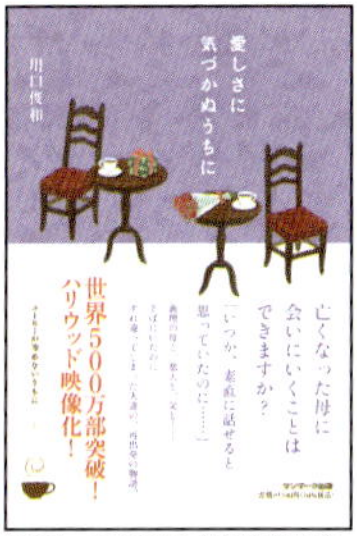

定価＝1540円（10%税込）
ISBN978-4-7631-4104-0

愛しさに気づかぬうちに

川口俊和 著

ジャンル：文芸

過去に戻れる不思議な喫茶店フニクリフニクラで起こった心温まる四つの奇跡。
ハリウッド映像化！世界500万部ベストセラーの『コーヒーが冷めないうちに』シリーズ最新作！

← LINEでこの本を試し読み！

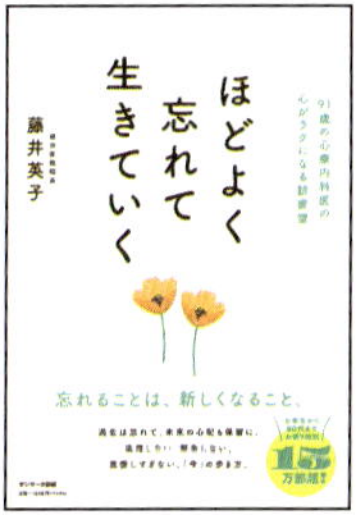

定価＝1540円（10%税込）
ISBN978-4-7631-4035-7

ほどよく忘れて生きていく

藤井英子 著

ジャンル：教養

91歳の現役心療内科医の「言葉のやさしさに癒された」と大評判！いやなこと、執着、こだわり…。「忘れる」ことは、「若返る」こと。心と体をスッと軽くする人生100年時代のさっぱり生き方作法。

← LINEでこの本を試し読み！

電子版はサンマーク出版直営

質を指します。アミノ酸の含有バランス（アミノ酸スコアといいます）が良いものは、生体内での利用効率が良く、余分な老廃物となるものが少ない。**良質なタンパク質は、肉類、魚介類、牛乳・乳製品、卵や大豆・大豆製品などに多く含まれており、豆類以外はほとんどが動物性食品です。**

病み上がりには、同じタンパク質を含んでいる食材なら、植物性食品である穀類や野菜類のほうがヘルシーで向いていているようなイメージがあるかもしれませんが、そうでもありません。重要なアミノ酸が少ないなど、アミノ酸のバランスがイマイチとなってしまうので、植物性食品は、タンパク質の利用効率が低いため、必要量を満たすことができないのです。

豆腐など、植物性食品でタンパク質を摂ろうとする場合には、肉や魚など、動物性食品と一緒に食べるようにしましょう。

一方、オメガ3脂肪酸を多く含む食品は、あんこう、サバ、イワシ、サンマなどの青魚、魚介類や動物性油脂類です。

次のポイント②は「同量なら高カロリー・高栄養食を」ということです。

食が細く、栄養が十分摂れそうにないときは、同じ量でも効率的に栄養が摂れる、高カロリー・高栄養のものを食べましょう。

たとえば、生クリームを使った煮込み料理や、ＥＰＡが豊富なサバなどの青魚を使った料理など、**比較的少量でも、栄養が豊富で、エネルギーをたっぷり摂れるもの**を意識的に取り入れましょう。

魚なら、あっさりした白身魚よりも脂ののった青魚、鶏肉なら、ささみよりもも肉、炭水化物なら、大豆よりもソラマメ、じゃがいも、里芋、といった感じです。

このほか、野菜のお浸しにも少量の油を垂らしたり、料理の仕上げにバターでコクを足したり、魚にマヨネーズを塗って焼いたりするなど、高エネルギーな油類の効果的な使い方も工夫してみるのもいいでしょう。

最後のポイント③は「ミントの葉」を有効活用するということです。

とくに胃の手術後は、それまで胃が果たしてきた、食べ物を一時的にためておいたり、タンパク質や脂肪の一部を分解するなどの機能が失われることになります。

胸やけや、食べ物が一度に小腸に流れ込むために起こるダンピング症候群など、悩ましい後遺症も出てきます。

「ダンピング」とは、もともとダンプカーが土砂や荷物などを一気に下ろすことを指す言葉です。食後5〜30分くらいにあらわれる「早期ダンピング症状」では、冷や汗、動悸、めまい、しびれ、だるさなどが、食後2〜3時間であらわれる「晩期ダンピング症状」では、頭痛、倦怠感、発汗、めまい、脈や呼吸が速くなるなどの症状が起こります。

その対処法として、お勧めなのがミントの葉の活用です。食が進まないなと感じたら、ミントの葉を2〜3枚かんでみてください。

すっきりするだけでなく、消化を助けてくれますし、胸やけやダンピング症候群の予防にも有効です。

食事のときに、水にミントの葉を入れて「ミント水」として飲むのもお勧めです。

一生「食べられる口」を守るためにできること

「食べる」が難しくなる摂食・嚥下障害

私たちは普段、当たり前のように食事をしていますが、**実は食べ物を「かむ（咀嚼：そしゃく）」「飲み込む（嚥下：えんげ）」という動作は、口の中や喉の筋肉あるいは神経等が複雑に連動することで初めて可能になる、とても高度な作業です。**

そのため、病気や加齢によって体力が低下したり、筋肉や神経がうまく機能しなくなったりすると、食べること自体が難しくなります。あるいは、痛みや、通過障害（消化管が細くなる）などが原因で、摂食・嚥下ができなくなってしまうこともあります。

特にがんの場合は、どこのがんかを問わず、放射線治療によって唾液の分泌が減少する副作用が起きることもあります。化学療法によって粘膜が炎症を起こしたり、味覚障害が生じたりした結果、食べることが苦痛になってしまう人もいます。食事を楽しむ喜びが失われるだけでなく、栄養状態が悪くなり、筋肉も落ちて、体力や免疫力も衰えてしまいます。

自宅でもここまでできる！調理の工夫

「食べられる」を守るために、摂食・嚥下のトラブルは、健康を維持する上での大問題です。摂食と嚥下にトラブルがある場合には、自宅で調理する際、工夫が必要です。

安心して食べてもらえる嚥下がしやすい形態は、ゼリーやプリンなどのように口に入れてから喉を通るまでなめらかに動くものです。

一方、次のような形状は、嚥下しにくいので注意が必要です。

〈サラサラとした液体（お茶、味噌汁など）〉

→とろみをつける

〈パサパサしているもの（パン、カステラ、イモ類、ゆで卵など）〉

↓牛乳など水分を含ませる

〈ベタベタなもの（もち、だんごなど）〉

↓喉に詰まらないような大きさにし、片栗粉や豆腐を使用して「もち風」「だんご風」とする

〈バラバラなもの（肉、イカ、タコ、こんにゃくなど）〉

↓マヨネーズで和えたり、卵や小麦粉のつなぎでなめらかに

ほか、口の中に付着しやすいペラペラなもの（のり、わかめ、ウエハースなど）、酸味が強くむせやすい、すっぱいもの（酢の物やかんきつ類）、固くて喉につまりやすいもの（ピーナッツ、丸のままの大豆など）にもご注意ください。固くて噛みきりにくいものは、隠し包丁を入れたりするとよいでしょう。

正しい姿勢で誤嚥を防ぐ

嚥下しやすい料理ができたら、次は誤嚥しにくく、安全に食べられる姿勢を確保します。介助する方はつい、ご病気の方や元気のない方ご本人の楽な姿勢を尊重してしまいがちですが、正しい姿勢は正しい嚥下に不可欠です。

とくに、後ろにもたれかかる姿勢は、一見楽そうですが、誤嚥を引き起こす原因になります。クッションや座椅子を使うなどして調整してください。

ご本人が不自由そうにしていると、つい手を貸したくなりますが、食事はできるだけ、自分の手を使って食べるよう促すことが大切です。食事に意識が向き、誤嚥を防ぐことにもつながります。

自分で食べるための「ユニバーサル食器」「リハビリ食器」と呼ばれる食器もあり、百円ショップで購入できるものもありますので、活用しましょう。手の力が弱った方や片手で食事する方のために、すくいやすい、食べやすい、持ちやすい等の工夫がほどこされています。

誤嚥を防ぐ正しい食事姿勢

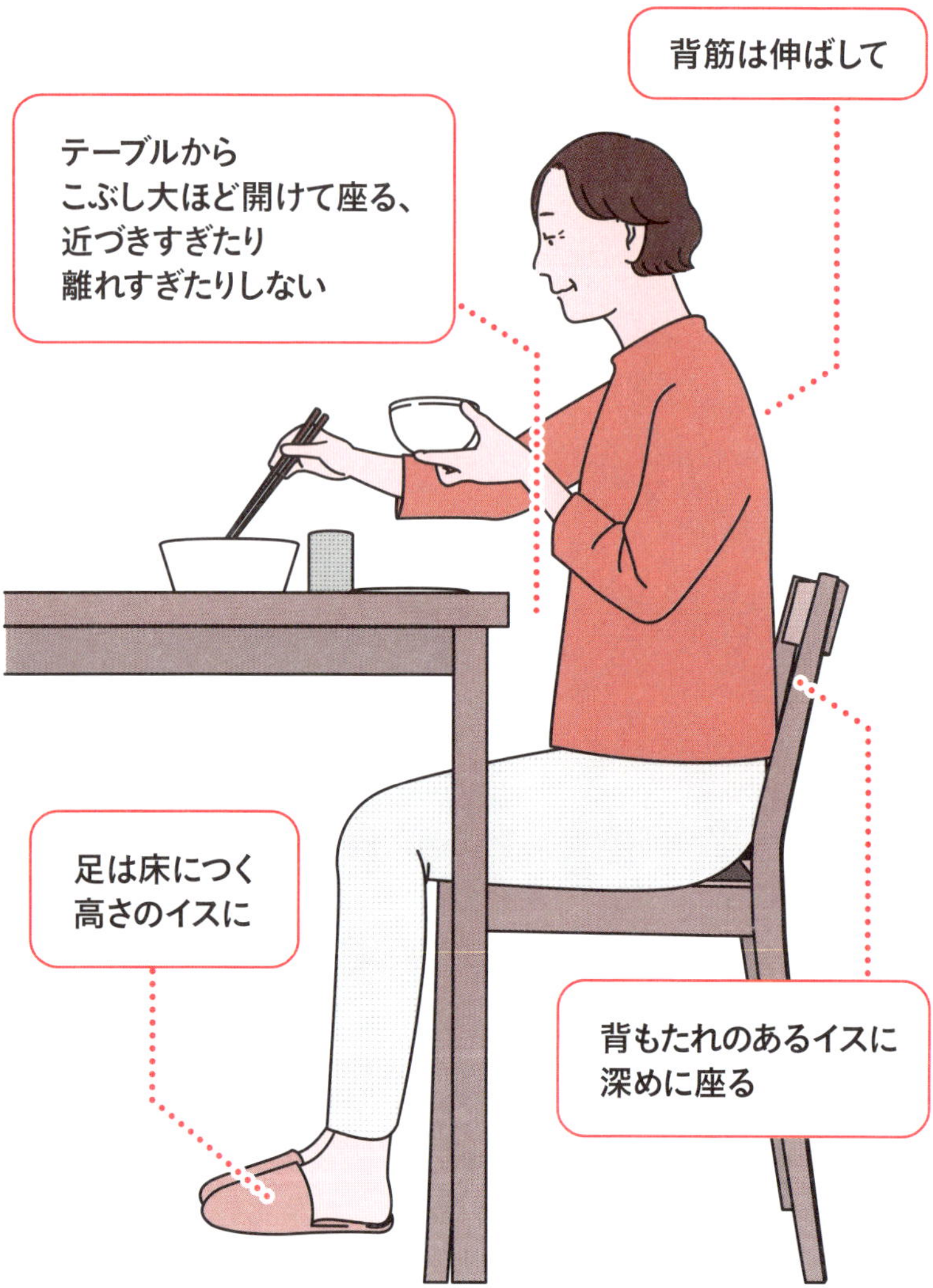
背筋は伸ばして
テーブルから
こぶし大ほど開けて座る、
近づきすぎたり
離れすぎたりしない
足は床につく
高さのイスに
背もたれのあるイスに
深めに座る

食べた物を飲み込む際に、食べ物や水分が誤って気管に入ってしまうことを「誤嚥」といいます。

若い人でも、あわてて何かを飲み込んだときに、食道とは違うところに入ってしまい、激しく咳き込むことがありますが、高齢者や病人にとっての誤嚥は、若い健常者とは大きく意味合いが異なります。

誤嚥は嚥下障害によって起こります。

食べ物を飲み込む際、喉の奥にある「喉頭蓋《こうとうがい》」と呼ばれる器官が閉じて気管の入り口をふさぎ、食べ物が気管に入ることを防ぐ「嚥下反射」が起こります。からだが自然に食べ物と空気を区別し、正しいルートへ導いてくれるのです。

ところが加齢や病気になって嚥下反射が低下すると、食べ物を飲み込む際に喉頭蓋が閉じにくくなってしまい、気管に食べ物や飲み物が入りやすくなって、誤嚥を起こします。

一度でも誤嚥した経験のある人ならわかると思いますが、あれは本当に痛くて苦しいものです。でも、問題はそれだけではありません。唾液や食べ物、逆流した胃酸などを誤嚥することで、誤嚥性肺炎を起こしてしまうのです。

誤嚥性肺炎は生命にかかわる重篤な疾患で、日本における2022年の死因で6位に

入っています。2020年には4万人が生命を落としています。

誤嚥性肺炎につながる「口の衰え」を予防せよ

誤嚥性肺炎を引き起こすのは特別な細菌ではなく、口の中に普通にある雑菌であることがわかっています。そのため予防には、自宅での日常的な口のお手入れに加え、週1回、歯科衛生士による専門的な口腔ケアを実施するだけでも有効です。

「固い食べ物が噛めない」「よくむせる、こぼす」「口が乾く、口臭がする」「自分の歯が少ない」「滑舌《かつぜつ》が悪く聞き返されることが多い」など、口の機能が低下している状態を「オーラルフレイル」と言います。口の機能障害のことです。

日本栄養治療学会には、たくさんの歯科医師の先生方にも会員として参加していただいていて、摂食・嚥下にとって重要な口の中のケアやオーラルフレイル対策について、意見を出し合ったりしています。

実際、口腔内環境を整えると、術後の肺炎にかかる率が下がるなど、患者さんにとっていいことがたくさんあります。逆に、口腔内のケアが行き届かず、衛生状態が保たれていないと、虫歯や歯周病だけでなく、怖い感染症や脳梗塞を引き起こすといったことも起きてきます。もちろん摂食・嚥下にもよくありません。

口腔内ケアやオーラルフレイル対策を行うことで、それらを予防できるという研究結果もあり、年齢を重ねるほど、「お口の健康」は重視したいものです。

食べることは、生きることです。そして、食べることのファーストステップは口。命の入り口ですね。

まずは摂食・嚥下のために、オーラルフレイル対策を知っておいていただきたいと思います。

オーラルフレイルと身体のフレイルについて調べた研究では、オーラルフレイルの高齢者が2年後に身体的フレイルになるリスクは2・4倍。4年後に要介護状態になるリスクは2・4倍もあることがわかっています。

オーラルフレイルの可能性があるかもしれないと思ったら、かかりつけ歯科医やかかりつけ医、日本老年歯科医学会の専門医・認定医に相談するようにしてください。

オーラルフレイルは、ご自身で簡単にチェックできます。
以下の表をご覧ください。
5項目のうち2項目以上あてはまる場合には、オーラルフレイルに該当します。

質問	選択肢	
	該当	非該当
自分の歯は、何本ありますか？（さし歯や金属をかぶせた歯は、自分の歯として数えます。インプラントは、自分の歯として数えません）	0～19本	20本以上
半年前と比べて固いものが食べにくくなりましたか？	はい	いいえ
お茶や汁物等でむせることがありますか？	はい	いいえ
口の渇きが気になりますか？	はい	いいえ
普段の会話で、言葉をはっきりと発音できないことがありますか？	はい	いいえ

栄養の貯蔵庫「筋肉」を増やすには

サルコペニア、フレイルを防ぐ

栄養が病気の治療とその予後にいかにかかわるかをお伝えしてきましたが、栄養状態をよくするための一番のキーポイントは**「筋肉を維持すること」**です。

人間のからだのなかで、自分の中にエネルギーをため込む、つまり、栄養の「貯蔵庫」は肝臓と筋肉（骨格筋）です。

肝臓に貯蔵されるエネルギーは比較的簡単に使い切ってしまい、その後は筋肉に貯蔵されたエネルギーを消費し始めます。栄養が不足していたり、運動が足りなかったりすると、筋肉はどんどん落ち、やせてしまうしくみになっています。

高齢の方などは、ちょっとでも食べられない、歩けないという状況になると、フレイル

（加齢により心身が老い衰えた状態）やサルコペニアに陥ってしまうのはこれが理由です。

サルコペニアは、加齢によって筋肉量の減少および筋力が低下することで、単なる老化ではなく、れっきとした病気ということになっています。

サルコペニアになると、歩く、立ち上がるなどの日常生活の基本的な動作が大変になり、介護が必要になったり、転倒しやすくなったりします。

また、サルコペニアになると、さまざまな病気の重症化や生存期間にも影響することがわかっています。手術ができなくなったり、抗がん剤治療がつづけられなくなったりするというのもその一つです。筋肉量の維持、特に腸腰筋のようなインナーマッスルの維持は、生きる上でも非常に大事なのです。

1日6000歩以上歩こう

北里大学病院では、入院し手術や治療を行う前から、筋力や体力の低下を防ぐためのリハビリテーションを勧めています。

私も、先に触れたとおり、筋力がいちじるしく落ちている人には手術を延期し、筋肉を維持してもらっています。入院中の寝たきり生活では1日約1％、1週間すると、約10％もの筋肉が失われると言われているので、運動しながら栄養を摂っていくようにしないといけません。

運動は何をするのがよいかといえば、**一番いいのがウォーキング、歩くことです。**

理想は1日6000歩ですが、それは普通に歩ける人の場合で、胃がん手術の患者さんには、「術後何日目から何歩ぐらい歩きましょう」といった目安をお伝えし、徐々に筋力を回復できるように後押ししています。

より「歩く」ための ひと工夫を取り入れよう

あまりに体力に不安が残る患者さんの場合は、手術の前に、理学療法士の先生にリハビリを依頼することもあります。「階段で2階まで自力で上がれるようになったら手術できますから、頑張りましょう」とお伝えして、理学療法士の先生に組んでもらったリハビリメニューを頑張っていただき、手術に臨む場合もあります。

リハビリでは全身の筋肉トレーニングをしますが、主に鍛えるのは足腰です。足腰を鍛えたうえで、あとは歩くことです。

北里大学病院では患者さんが楽しく歩けるよう、さまざまな工夫を凝らしています。病棟の廊下には、歩く順路と距離が壁に表示され、ここからここまでで何メートル、一周歩くと何メートルになります、何周歩きましょう、といったことが書かれています。

患者さんには院内専用の歩数計を携行してもらっていて、患者さんは「今日はこれだけ歩いたよ」などと歩数を見せ、主治医や看護師さんに随時報告してくれます。2週間ぐらいの活動量が記録できる機械なので、患者さんの体力が向上して行く様子を数字で確認することができるのも、モチベーションを高めるのに役立っていると思います。

患者さんたちの健康意識は確実に上がっているようで、ウォーキングの習慣がなかった人も、日課として取り組んでいます。

「座位保持筋」を鍛えてサルコペニア予防

栄養をしっかり摂るには、食べる際の姿勢も大事です。消化吸収をよくすることや、誤嚥を防ぐことにもつながります。いい姿勢のためには「座位保持筋」の維持が必要です。

座位保持筋というのは、読んで字のごとく、「座っている姿勢を保持する筋肉」のことです。本書でも何度か出てきた「腸腰筋」や、お腹まわりの「腹筋群」などです。

腸腰筋や腹筋群が弱くなってくると、骨盤が後ろに倒れてきて猫背になり、猫背になると内臓が圧迫されて、食べた物が胃に入って行きにくくなります。そうならないよう、骨盤を起こして、しっかり座るためには、腸腰筋や腹筋群が重要です。

よく歩くには「抗重力筋」を鍛える

歩くのがいいとはわかっていても、足腰が弱ってくると、「歩きたいけど、こけるかもしれないから怖い」ということになりがちです。

そういう場合は、テレビを観ながらその場で足踏みなどでも構いません。あるいは椅子の背もたれを持って、足踏みをするのでもいいですね。

転倒するのも足の筋力不足が原因です。基本的には、姿勢の維持・立つ・歩くといった動きの基礎となる「抗重力筋」を鍛えるということ。抗重力筋とは、地球の重力に対して立っていたり、座ったり、といった姿勢を保持する筋肉を指します。

抗重力筋を大別すると次の5か所が挙げられます。

「背中：脊柱起立筋、広背筋」「お腹：腹直筋、腸腰筋」「お尻：大臀筋」「太もも：大腿四頭筋」「ふくらはぎ：下腿三頭筋」これらの抗重力筋がそれぞれはたらきながら、重力に対してバランスを保っています。

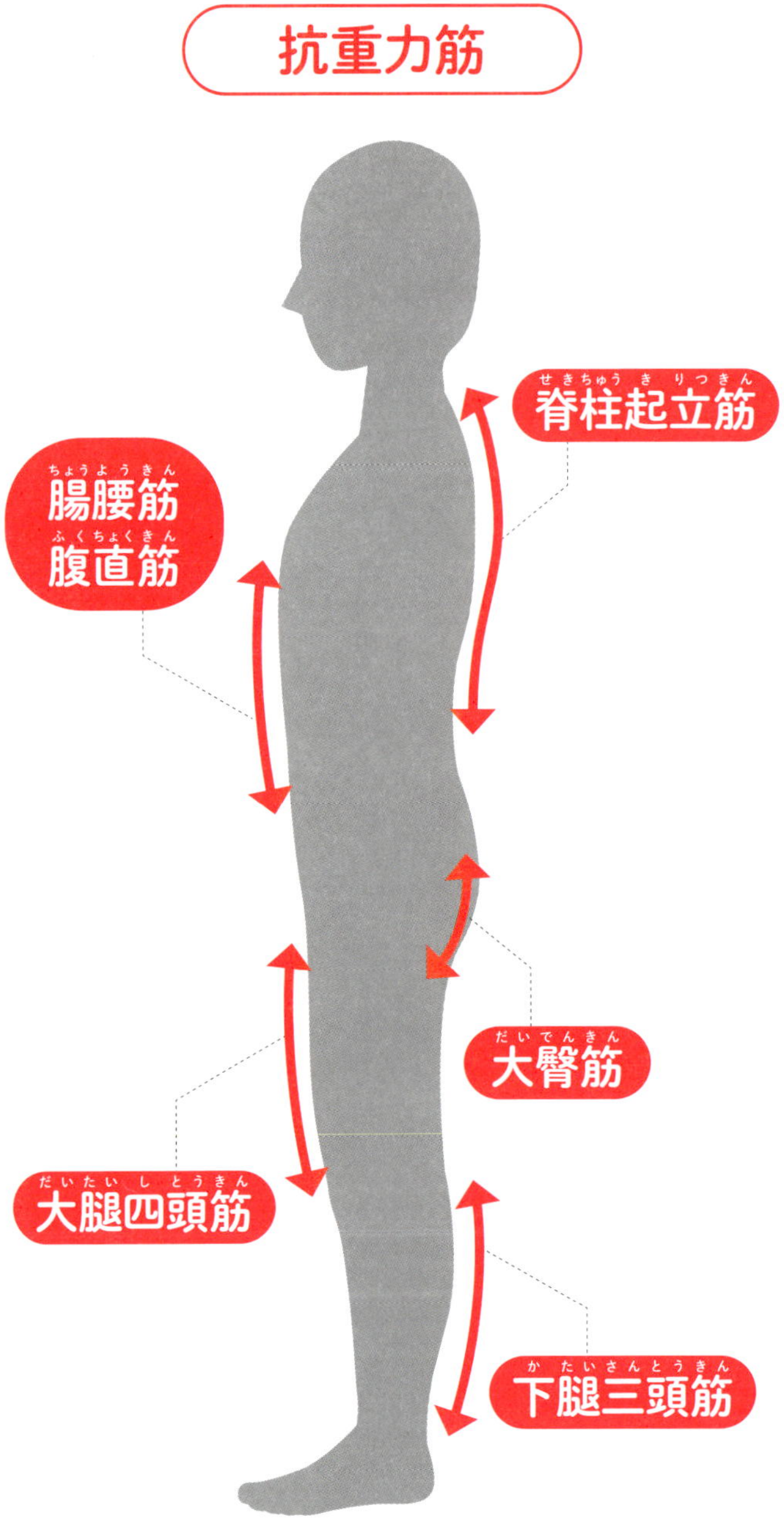

家でもできる！「北里式・筋力を維持する簡単運動」

自宅でもやってみよう「超簡単筋肉運動」

北里大学病院では、入院前に筋肉トレーニングを推奨し、入院する前も、入院中も、筋肉の維持を意識していただいています。

院内には優秀な理学療法士の先生方が大勢おられ、患者さんのリハビリに日々向き合っています。今回、「筋肉運動」を指南してくれた南里佑太先生もそのおひとりで、新しい知見を取り入れながらリハビリに臨みつつ、論文も書いています。

153ページからご紹介する運動は、南里先生に教えていただいた、北里大学病院に入院される方向けにご案内しているものも含みます。どれも簡単なもので、どなたも取り組んでいただけるものです。体操のうち、最初の「ひざつきプランク」は、私自身が普段患者さんに推奨しているもので、他の5つとあわせて、生活に取り入れていただけたらと思います。

(1)ラクラク！ ひざつきプランク

インナーマッスルがきちんとある人は、手術合併症が起こりにくかったり、抗がん剤を続けられる割合が高かったりといった医学的なデータがあります。この体操は、そのインナーマッスルを効果的に鍛える運動です。プランクは負荷が高いものですが、ひざをつけて行う方法であれば、筋力があまりない方でも行うことができます。

(2)誰でもできる！ イス・スクワット

椅子につかまって行うスクワットです。特に効果があるのは、大臀筋と大腿四頭筋ですが、腸腰筋、ハムストリングス、下腿三頭筋、腹筋、背筋など下半身から上半身まで全身の筋肉を鍛えることができます。

(3)「抗重力筋」を鍛える！ ひざ伸ばし

抗重力筋のなかでも特に重要なのが、太ももの筋肉の大腿四頭筋です。大腿四頭筋は立ち上がる、歩く、階段を上がるなどの動作に重要な筋肉です。大腿四頭筋を鍛えるのにいいのは「ひざ伸ばし運動」です。

(4) 姿勢も改善！　どこでもかかと上げ

簡単な運動ですが、アスリートのケガのリハビリでも用いられている運動法で、ケガの回復以外にも、筋力強化や運動不足解消にも効果的です。おもに、歩くときに使う、ふくらはぎの筋肉（下腿三頭筋）など、「抗重力筋」を鍛えることができます。

(5)「座位保持筋」を鍛える！　腰立ちもも上げ

座ったまま安全に座位保持筋を鍛えることができるトレーニングです。股関節の付け根の腸腰筋に効いていることを意識し、骨盤をしっかり立てた状態で行ってください。

(6) 座ったままできる！　簡単腹筋

座位保持筋の「腹筋群」を鍛える運動です。座ったまま、呼吸に合わせてお腹を最大に膨らませて3秒程度キープしたあと、今度はお腹をへこませて3秒程度キープする運動です。お腹を膨らませているときにインナーマッスルが鍛えられます。

❶ラクラク！ひざつきプランク

腹部の腹横筋や背骨にそって位置する多裂筋といった
インナーマッスルを効果的に鍛えます。
ひざをつけることで安全に、
体幹の安定と姿勢の維持にかかわる筋肉を鍛えます。

10〜30秒キープを１日３回行います。

1 うつ伏せの状態から、両肘が肩の真下になる状態で、
両肘とひざでからだを支えます
両手は肩幅に開いて

2 おしりが落ちないよう意識して
10秒から30秒キープします

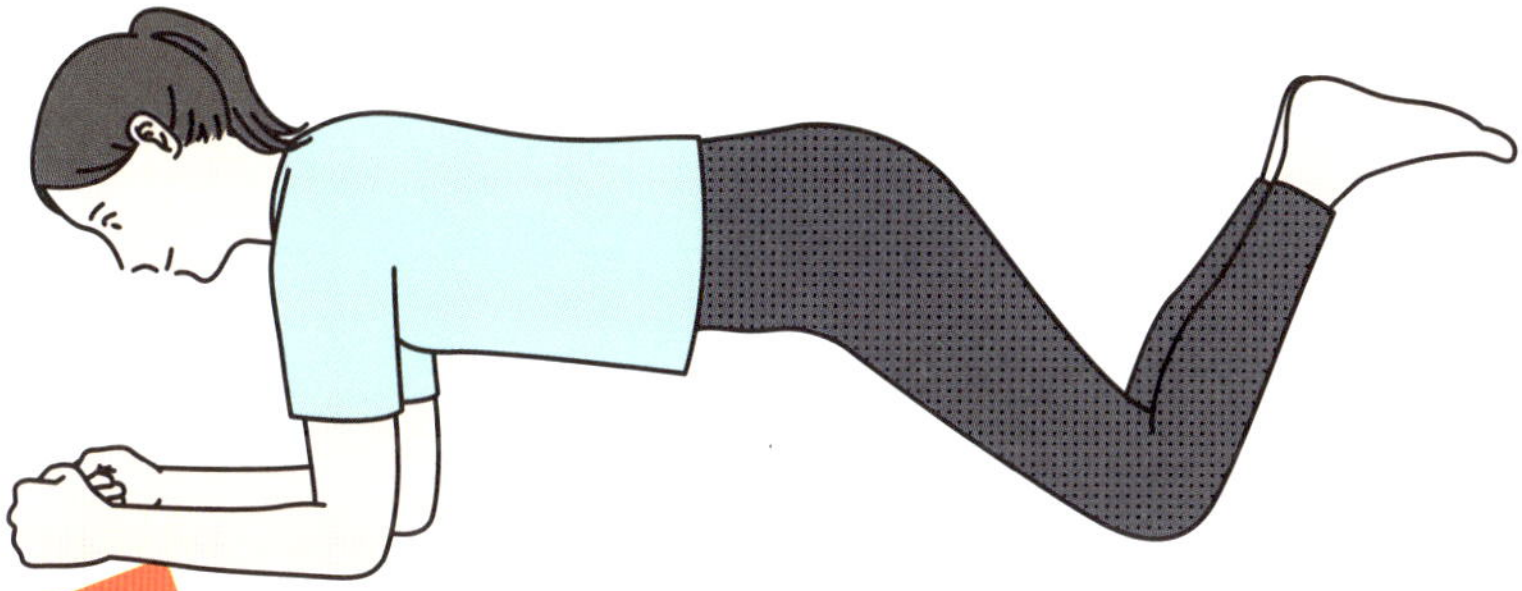

Point

- からだが反らないよう、
骨盤を少し後傾させるようにして体幹を安定させます
- ひざの下にはタオルなどを敷くとよいでしょう
- ひざに痛みを感じるときには行いません

②誰でもできる！イス・スクワット

**イスにつかまって行うスクワットです。
大臀筋と大腿四頭筋にとくに効果があり、
腸腰筋、ハムストリングス、下腿三頭筋、腹筋、背筋など
全身の筋力アップをかなえます。**

5秒かけて曲げ、5秒かけて伸ばすイメージで。
10回を1セット、1日3～5セット行います。

1 イスを用意して、足を肩はば程度に開いて立ちます

2 おしりを後方に突き出すようにしながら、ゆっくり下ろします

3 ひざの角度が90度に近づく程度まで曲げて、ゆっくり戻します

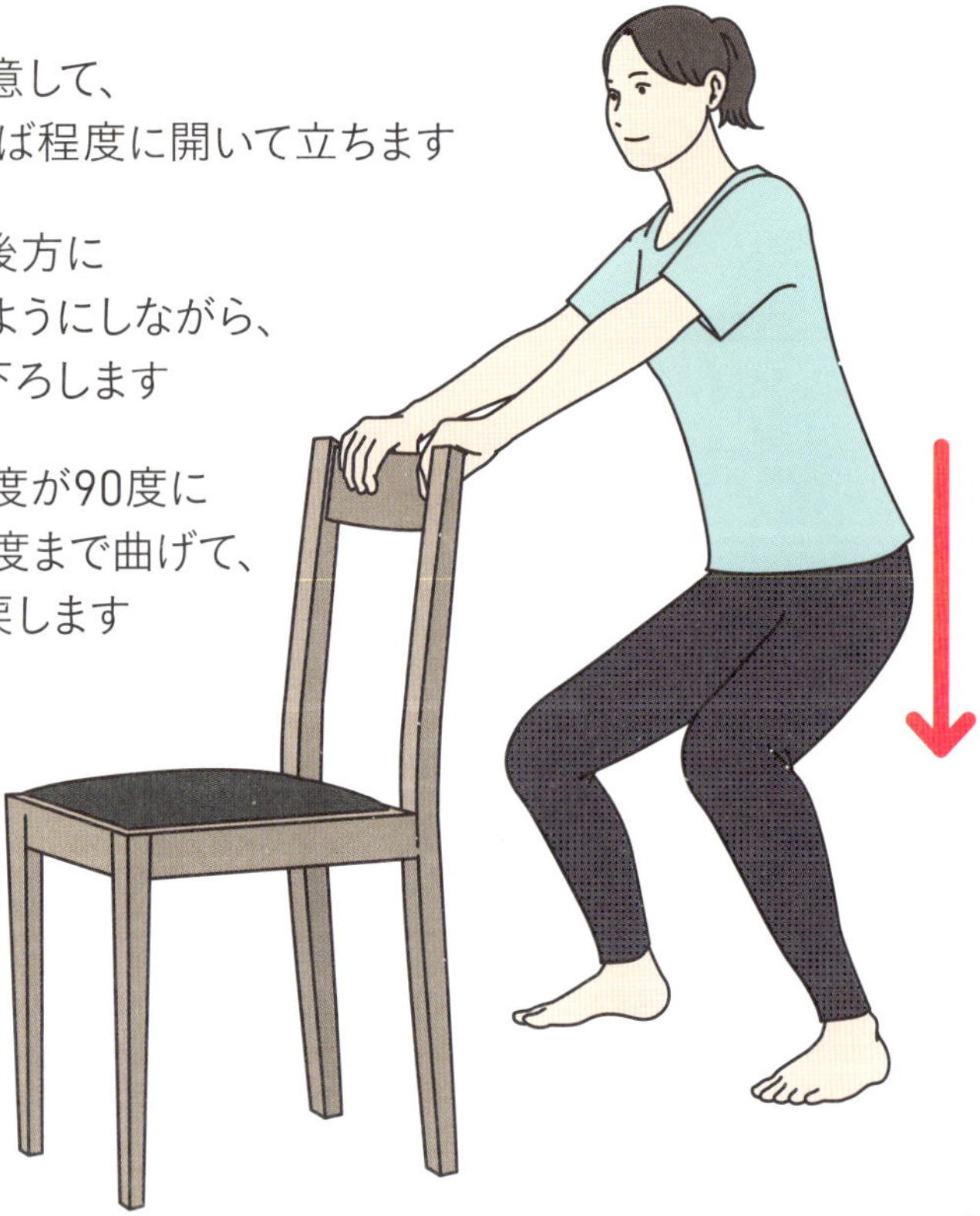

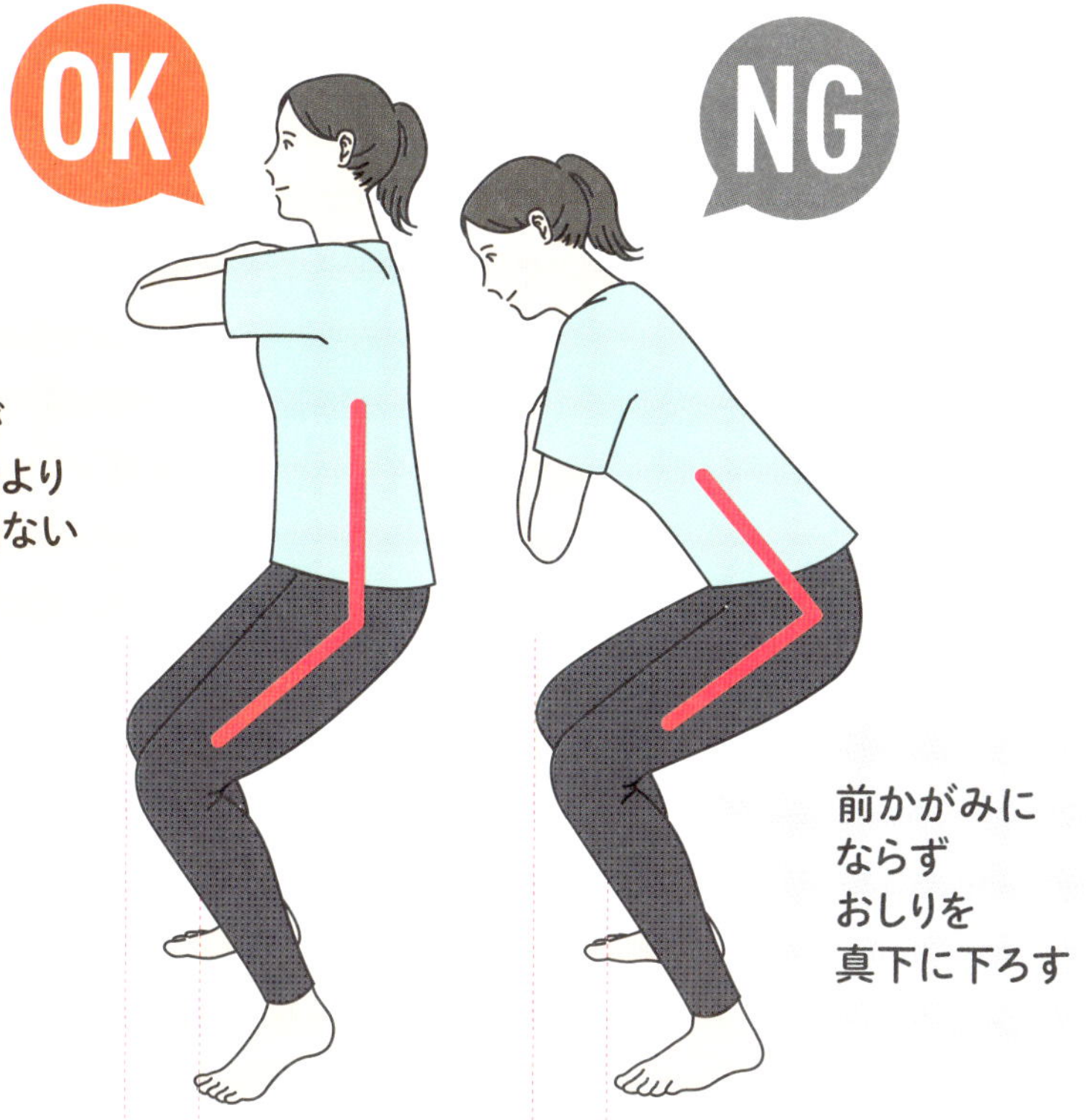
OK
NG
ひざが
つま先より
前に出ない
前かがみに
ならず
おしりを
真下に下ろす

Point

- ひざがつま先より前に出てはいけません
  ひざを痛めることにつながります
- 腰を立てたまま、おしりを下ろす
- 90度曲げることにこだわらなくてOK
- バランスが崩れそうなときには浅くてOK
- 呼吸を止めずにゆっくり行いましょう
- 5秒かけて曲げ、5秒かけて伸ばすイメージで

❸「抗重力筋」を鍛える！ひざ伸ばし

この体操も座位保持筋を鍛える運動です。
大腿四頭筋と腹筋に効きます。

足を上げたら20秒キープ。
10回を1セット、1日3セット行います。

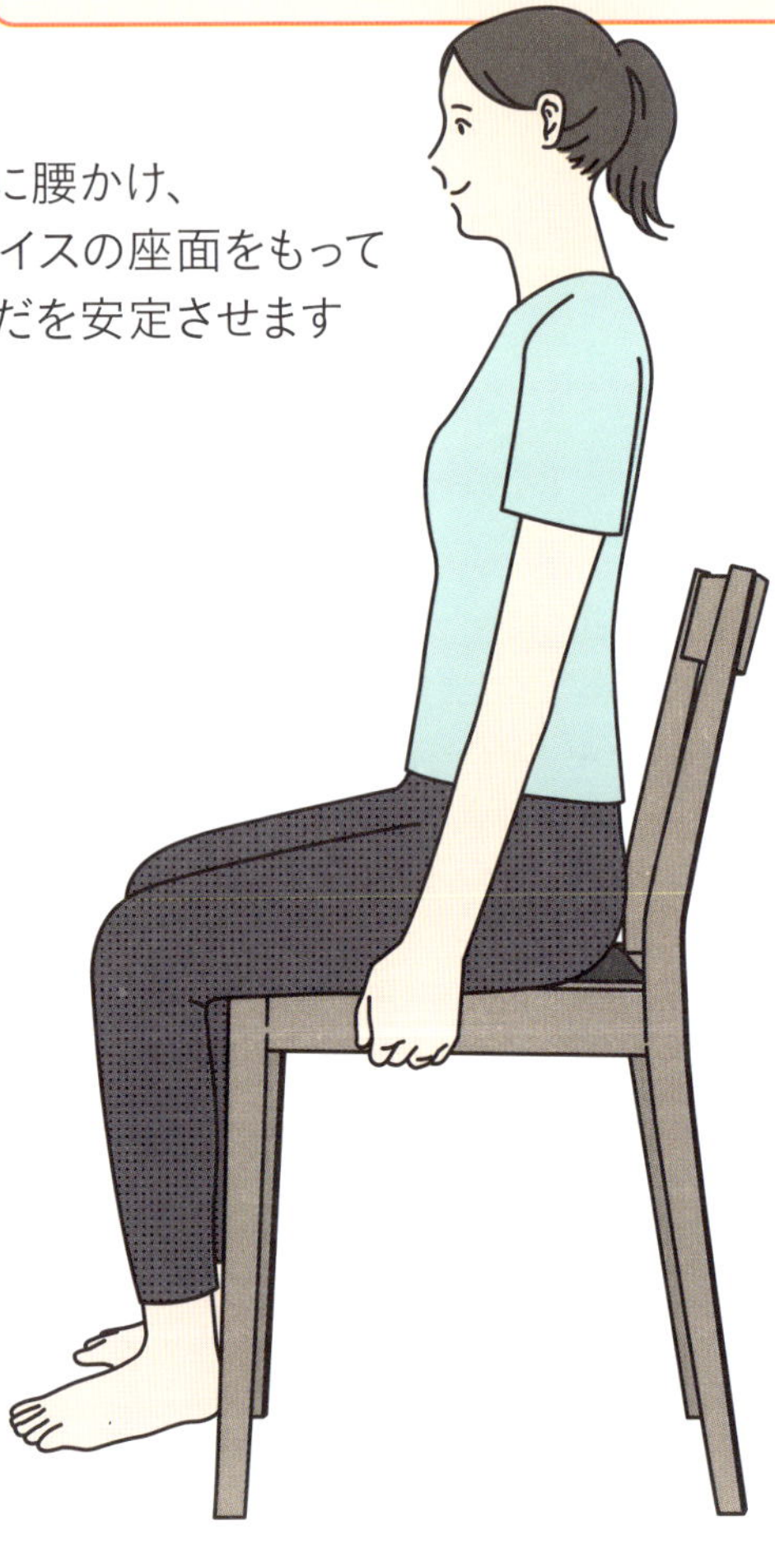

1 イスに腰かけ、
手はイスの座面をもって
からだを安定させます

Point

- つま先を天井に向けるようにすると強度が上がります
  ひざをしっかりと伸ばしましょう
- 動作中は猫背にならないように気をつけましょう

2 一方の足を床と平行になるまで、
まっすぐ伸ばすようにし
20秒キープします

3 足を替えて、
同じようにキープします

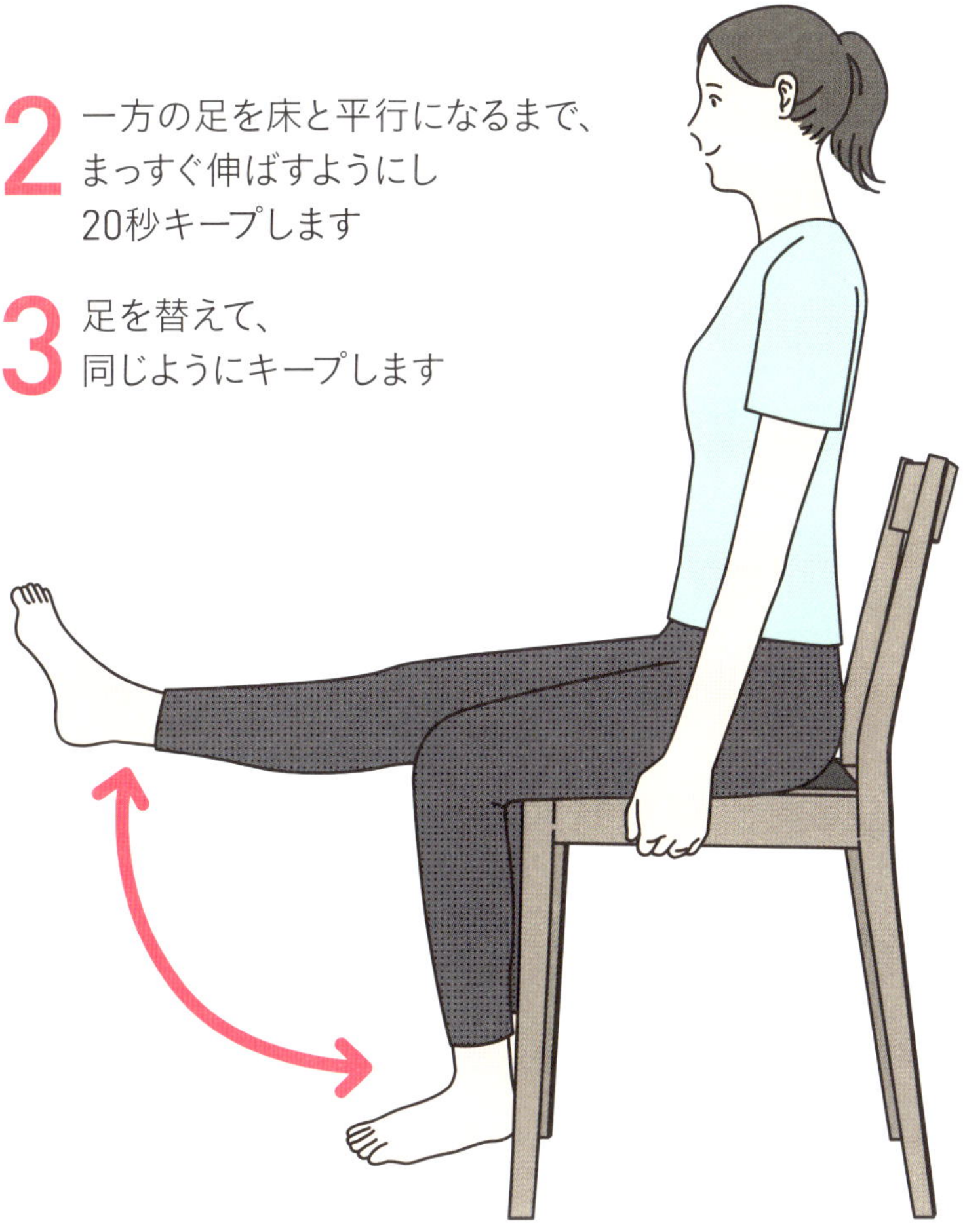

④姿勢も改善！どこでもかかと上げ

抗重力筋を鍛えるこの運動は、
とくに歩くときに使う
ふくらはぎの筋肉
（下腿三頭筋）に
効果的です。

1 イスやバーに
つかまった状態で立ち、
かかとをゆっくりと
上げます

2 衝撃を与えないよう、
ゆっくりそっと
下ろします

10回を1セット、
1日3〜5セット
行います。

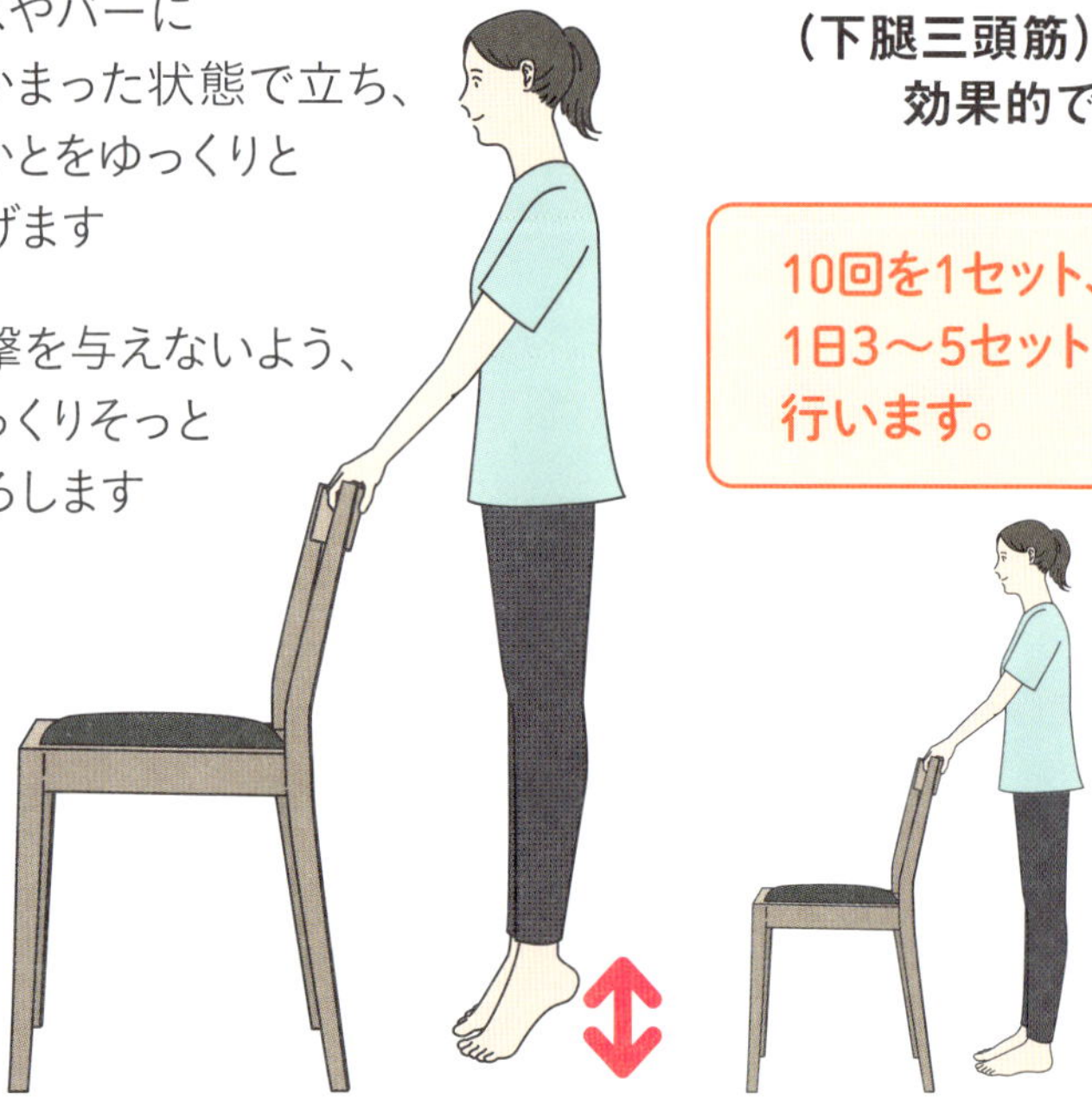

Point

☑「かかと落とし」ではありません
「かかと落とし」は、かかとを上げてからドスンとかかとを
硬い床に落とす方法で、足裏が弱っている方には危険で、
かかとを痛めるリスクがあります

☑ 足裏やふくらはぎ、おしりの下半身強化が
手軽にできるだけでなく、
姿勢をつくるインナーマッスルも鍛える、優れた運動です

❺「座位保持筋」を鍛える！腰立ちもも上げ

**座ったまま安全に「座位保持筋」の腸腰筋を
鍛えることができるトレーニングです。
骨盤をしっかり立てた状態で行います。**

左右10回を1セット、1日3〜5セット行います。

1 背中はイスから離し、
良い姿勢で座ります
イスの座面を支えにして
からだを
安定させます

2 左右のももを、交互に
5センチぐらい浮かせます
腰が立っているのが重要です

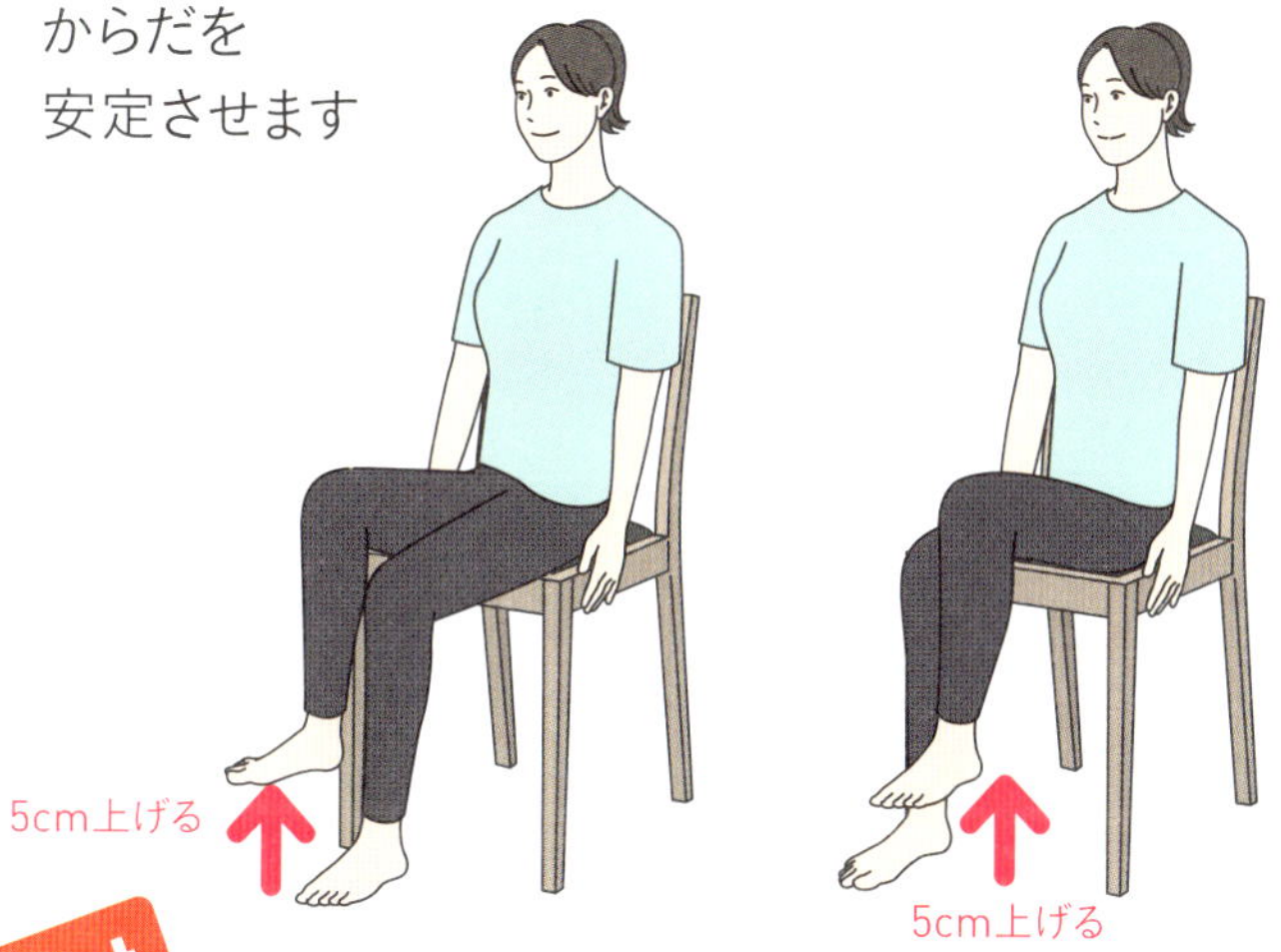

Point

- ☑ 背中が丸くなると効果がありません
常に骨盤は立てた状態で、ももを上げすぎなくてOK
- ☑ 股関節の付け根の腸腰筋に効いていることを意識し、
手で股関節の付け根あたりの感触を
確かめながら行います

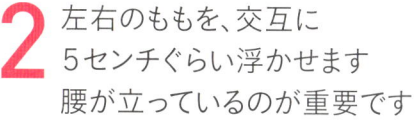

❻座ったままできる！簡単腹筋

「座位保持筋」の腹筋群を鍛える運動です。
呼吸にあわせて、腹筋を動かします。
お腹を膨らませているときに、インナーマッスルが鍛えられます。

呼吸5回を1セット、1日3セット

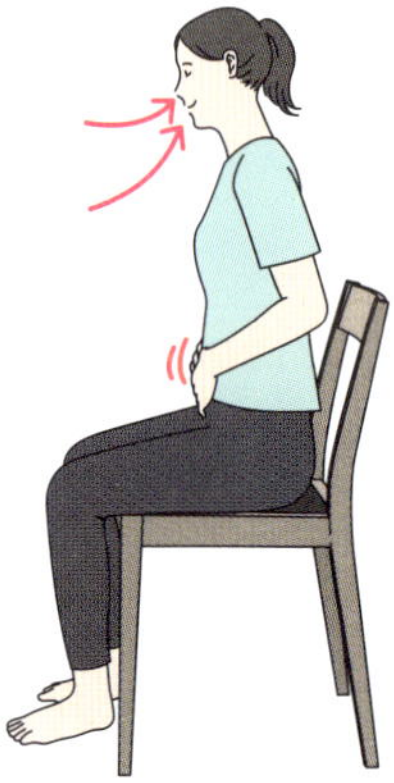

1

座った状態で、呼吸にあわせて
お腹を最大限膨らませて
３秒キープします

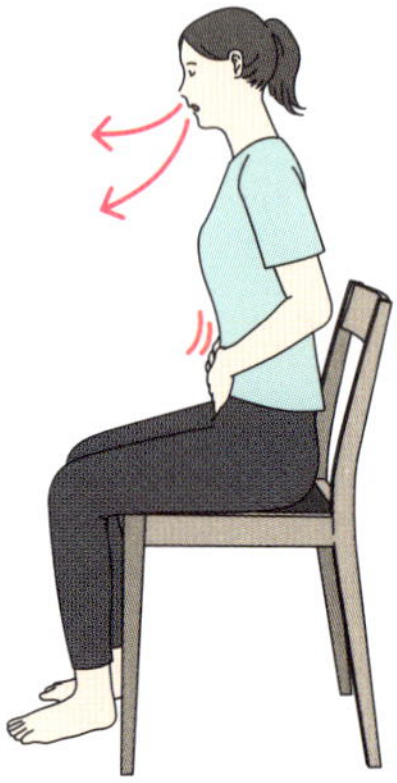

2

今度は、お腹を最大限
凹ませてお腹の空気を
全部抜いて３秒キープ

Point

- ☑「膨らませてキープ」と「へこませてキープ」を繰り返します
- ☑呼吸は止めず、「吸うときは鼻から吸って」、「吐くときは口から吐く」を意識します
- ☑理想は、鼻から吸ったときにお腹を膨らませ、口から吐くときにへこませますが、難しい場合はこだわらなくても大丈夫
- ☑立ったままでもいいし、仰向けに寝た状態でもかまいません

第5章

胃がん治療の現在と未来

「胃がん」の未来はどうなるか

胃がんは「予防可能」な時代へ

胃がんはかつて、罹患数、死亡率とも男女で第1位の主要がんの代表でした。しかし近年はだいぶ状況が変わってきています。

罹患数では、男性は前立腺がん、大腸がん、肺がんに次ぐ第4位。女性においても乳がん、大腸がん、肺がんに次ぐ第4位に後退しています。

また死亡率についても、男性が肺がん、大腸がんに次いで第3位、女性は大腸がん、肺がん、膵臓がん、乳がんに次ぐ第5位にまで下がりました。

背景には、日本の胃がんの大半はピロリ菌感染が主要因だということがあります。そのため、現在では、胃カメラ（上部内視鏡検査）で慢性胃炎が見つかった胃がん予備軍の患

者さんに対しては、ピロリ菌の除菌が保険でできるようになり、国民総除菌時代がはじまっています。

とはいえ、胃がんと新たに診断される人の数は、2019年の1年間で12万4319例（男性8万5325例、女性3万8994例）。2020年に胃がんで死亡した人の数は4万2319人（男性2万7771人、女性1万4548人）にものぼり、依然として大勢の人を苦しめている病気であることに変わりはありません。

ただ、それでも今後は、「胃がんは、除菌治療によって予防可能な時代になってきている」という事実を踏まえて、ピロリ菌の除菌や塩漬け及び塩蔵食品摂取を控える等の予防が進むことで、日本における5大がんに位置付けられている胃がんも、長期的に著しく減少していくものと思われます。

環境整備の向上によって、若年者のピロリ菌感染率も急激に低下しているので、それは決して遠い将来の話ではなくなってきています。

さらに、がん検診では胃カメラの普及によって早期発見率が高まり、治療法もどんどん進化しています。これからは死亡率もどんどん低下し、胃がんでは死なない時代がやって来るのではないでしょうか。

「感染」に起因するがんのトップは胃がん

がんの中には、予防可能なものがあり、その代表が胃がんです。

予防可能ながんの主なリスク要因には、能動喫煙、飲酒、感染、過体重、運動不足があるのですが、**胃がんは、ピロリ菌（ヘリコバクター・ピロリ菌）の感染を防いだり、除菌したりすることで、発症をほぼ予防できることがわかっています。**実際、衛生環境が改善されたことで、近年感染は劇的に減っています。

同様に、感染を防ぐことで予防できるがんには、ヒトパピローマウイルスによる子宮頸がんがあります。こちらは、10代でのワクチン接種によって予防できることから、ワクチン接種が普及している日本以外の先進国では劇的に減少しています。

胃がんの「予防法」は3つだけ

胃がん予防で最も重要なのは、「ピロリ菌感染を防ぐ・除菌する」ことです。さらにあげるなら**「タバコを吸わない」**と**「塩辛い食べ物を食べない」**の2点があります。

2000年代に実施された調査によると、タバコを吸っている人の胃がんのなりやすさは、吸ったことがない人に比べて男性で1・8倍、女性で1・2倍、全体では1・6倍にも達しています。

ではなぜ、喫煙によって胃がんになりやすくなるのかというと、タバコに含まれる有害物質が胃の粘膜を傷つけ、がん化を促進するからだと考えられています。

塩辛い食べ物を食べないほうがいいというのは、塩気は胃の粘膜を萎縮と呼ばれるがんになりやすい状態にする要因になるからです。胃粘膜を刺激し、荒らしてしまうのです。塩分の摂り過ぎは、高血圧の元凶と言われていますが、胃にとっても決していいことではありません。

患者さんから、「これを食べればがんを予防できる食べ物はありますか」と聞かれることがありますが、テレビの医療バラエティー番組やインターネット、それから医療関係の本で時折紹介されているような、がんを予防できる食べ物はありません。

予防は、「ピロリ菌除菌」「禁煙」「塩分を摂り過ぎない」の3点につきます。まずはこの3点から実行してほしいと思います。

増えている？「十二指腸がん」「ＧＩＳＴ」

「十二指腸がん」が増えている理由

十二指腸は胃と小腸をつなぐ消化管ですが、近年、この十二指腸にできるがんが増えているようです。

といっても、もともと胃がんや大腸がんと比べると十二指腸がんの発生頻度はかなり低く、希少がんと言われています。発見頻度は０・０１〜０・０２％とされ、１万人に１〜２人程度です。

十二指腸は、約25センチの臓器です。胃と同様に、十二指腸の異変は胃カメラでチェックしますが、胃の幽門から十二指腸への入り口は、１分間に４回ぐらい、小さなカメラがちょうど通るぐらいの大きさまでしか開きません。その上、被検者が緊張していたりするとなおさら開かず、ぎゅっと閉じているので、以前は、それをゆっくりとカメラを押し当てたまま待って、開いた瞬間にすっと入れるようなテクニックが必要でした。

それが近年、胃カメラの性能と技術が向上して、短時間でもがんを発見できるようになり、また、苦痛を感じないように麻酔を施して、十二指腸を落ち着いてくまなく見られる検査が普及しました。これにより、以前なら見逃されていたようながんも、見つかるようになったのが、十二指腸がんが増えている理由なのではないかと思っています。

十二指腸がんが発生する詳しい原因はわかっていません。

早期の十二指腸がんには、自覚症状がほとんどありません。進行した場合には、消化管からの出血によって大便に血液が混じったり貧血の症状がでたりするほか、腸が狭くなることで、吐き気、腹痛や腸閉塞《ちょうへいそく》などの症状があらわれます。また、胆汁の流れが止まってしまうことで、黄疸《おうだん》がみられる場合もあります。

20年前は「放っておかれた」がん「ＧＩＳＴ（ジスト）」

ＧＩＳＴ（ジスト）も増えているようです。**ＧＩＳＴとは、消化管の粘膜の下にある「筋肉の層」から発生する腫瘍で、いわゆる粘膜下腫瘍に分類されます。**

発生頻度は10万人に１～２人と稀な病気で、発生部位としては胃が約70％、次いで小腸が約20％、大腸と食道が約５％となっています。発症には男女差がなく、ほとんどの年齢層に見られますが、患者さんは50代から60代が多いです。

十二指腸がん同様、ＧＩＳＴが増えているのも、第一には、検査の技術やカメラの精度等が向上したおかげで、従来よりも発見されるようになったということだと思います。

ただ、ＧＩＳＴの場合は、それだけではありません。

昔は、２センチ以下のＧＩＳＴなら放置しても構わないという先生がいました。希少がんということで研究が進んでおらず、悪性度がほとんど認識されていなかったのです。

しかし、実はこれが、放っておくと、ごく稀にではありますが、命を落とすことがあるとわかったいまは、ＧＩＳＴが見つかったらまずは細胞を採取し、悪性か良性かを診断し、悪性であることが証明されたら切除する、という方向に変わってきました。20年くらい前までは、ただのホクロみたいなものとして無視されていたのですから、隔世の感がありまず。

病気に対する概念は、国によっても違います。欧米では、たとえば１０００人に１人死ぬとなると、「そんなのは誤差の範囲内だから手術も検査もしなくていい」となることがあります。

１００人に１人とか１人以下の死亡率の疾患ならば、見つけても治療しない。そのまま様子を見たり、検査もしないで放置する。医師側も、内視鏡検査をしてがん化しそうな異変を見つけても、５年間は検査もしないで様子を見るという方針が普通です。

一方、日本人は違います。１００人に１人の確率でも死なせたくないと医師たちは思っていて、患者のほうも、こまめに検査を受け、治療もしっかり取り組みます。そのあたりの感覚は、国民性でだいぶ違う気がします。

話をＧＩＳＴに戻すと、私が医師になった30年ほど前には、検査で偶然ＧＩＳＴを見つけても、先輩から「これは放っておいていい」と教えられていました。内心、本当に切除しなくていいのかなと疑問に思ったものです。

でも、**2センチ以下のGISTでも、放置すると悪性化して命を奪うことがある**という報告がどんどんなされるようになって状況は変わりました。現在、日本では安全に切除できる手術が普及してきているので、ＧＩＳＴが見つかったら早期に切除するのがあたりまえになってきています。

その手術法が、私が２００６年に開発したＬＥＣＳ（レックス：Laparoscopic and Endoscopic Cooperative Surgery）という手術方法です。ＧＩＳＴを安全に切除できて、術後の障害も残さない手術です。

からだに極力負担をかけない治療法

私はこれまでライフワークとして、からだに極力負担をかけない（低侵襲《ていしんしゅう》）手術や術後の管理法、栄養療法など、さまざまな治療法を開発しました。ご参考までに、ここでは、そのごく一例をご紹介します。

【LECS：腹腔鏡医と内視鏡医が合同で行う手術】

この手術は、**腹腔鏡医と内視鏡医とが一緒に行う手術**です。この術式を開発して10年以上になりますが、いまだに、腹腔鏡（外科）と内視鏡（内科）という異なる「科」の医師が、胃の外側と内側から力をあわせて行う手術はめずらしいと驚かれます。

二人の医師の高度な技術が必要なだけでなく、両者の良好なコミュニケーションが不可欠だからです。

私が以前勤務していた病院では、幸いにも腹腔鏡と内視鏡（外科と内科）の医師間に良好なコミュニケーションがあり、だからこそ実現した手術とも言えます。

LECS（腹腔鏡・内視鏡合同手術）は、胃がんやGISTなどの胃の腫瘍に対して適切で最小限な範囲を切除するために、腹腔鏡手術と内視鏡治療を組み合わせて行う手術です。余分な胃を切らずに、患部だけを正確に切り取ることをめざして開発しました。

GISTとは、消化管間質腫瘍のことで、胃の粘膜の下の層に出来る「粘膜下腫瘍」のうち、悪性の腫瘍の代表例がＧＩＳＴです。

ＧＩＳＴの治療は手術が基本で、一般的には、腫瘍のみを切除する胃局所切除という手術が行われています。

３章で、胃は風船のようと説明しました。その、風船である胃を外側から局所的にくりぬくためには、風船の中にあるボールを、外側から包み込むようにして切り取る要領で胃の壁を大きく切り取らなくてはならず、難度の高い手術です。結果、実際の腫瘍よりもずっと広い範囲を切除せざるを得ず、胃の機能を著しく損なってしまいます。

そこで私が２００６年に開発したのが、切り取る範囲を限りなく小さくし、胃のはたらきをできるだけ温存する新しい手術方法ＬＥＣＳです。

腹腔鏡と内視鏡の合同手術であるこの手術は、内視鏡を使って胃の内側から、腫瘍に沿って目印になるように点線の切込みを入れて、次に腹腔鏡を使って胃の外側から目印に沿って腫瘍を切り取ることで、がんの範囲を正確に見定めて切除する方法です。切除する範囲が最小限で済み、手術後の胃の変形も最低限で済む上に、胃の機能をほとんど損なうことなく手術できるようになりました。しかも手術時間は通常の腹腔鏡手術に比べて「30分ほど長くなるだけ」でした。

手術によるからだへのダメージは最小限で済むため、術後早くから食事ができ、5～7日で退院が可能というメリットもあります。

現在、LECSで手術できるのは、胃の粘膜下腫瘍だけでなく、十二指腸や大腸の粘膜下腫瘍、さらには胃がんにまで広がりつつあります。体力のない高齢の胃がん患者さんに対する手術の選択肢としても自信をもって推奨できます。

【膵臓を触らない胃がん手術】

2章の項目「『触られ過ぎた臓器』は合併症を起こしやすい」で書いたように、臓器はたとえ病気を治すためであってもできるだけ触るべきではありません。大きなストレスになって、合併症を起こしてしまうからです。

かつて、胃がんの手術では、胃を切除した後の膵臓とのつなぎ目（吻合《ふんごう》）部分から膵液が漏れてきてしまう**「膵液漏《すいえきろう》」という合併症**が問題になっていました。膵液はタンパク質・脂肪・糖類を分解する酵素を含んでいる強烈な消化液で、自分のからだの組織も溶かしてしまいます。

早期胃がんに対する腹腔鏡下幽門側胃切除（ＬＤＧ）が普及段階に入っていた頃の話で

す。

お腹を大きく切らずに、腹腔鏡で小さな穴から行う手術は、間違いなく開腹手術よりもからだに対する負担が少ないはずでした。

ところが実際は、膵液漏という思わしくない合併症が起きて、入院が長引く症例もあったのです。私は、これはおかしいと思いました。「何か、私たちが見逃している問題が潜んでいるに違いない」と。

そこで、問題をなくすために、出血のない手術を試みたり、腹腔鏡関連の器具による熱圧漏ややけどを防ぐため改良に取り組んだりもしました。それでも、問題はなくなりません。

確認するために、開腹手術とLDGによる手術の後の、重篤な膵液漏の発生状況を比較してみたところ、からだへの負担が少ないはずのLDGの方が、2・2%と開腹手術の1・0%よりも有意に多かったこともわかりました。

なぜだろう――。思いを巡らせていたときに思い出したのが、ある大学の医師が語っていた**「見逃しやすい膵臓の外傷として、圧による膵体損傷（圧損傷）がある」**という話でした。

ＬＤＧを行う際には、胃の幽門側の術野を確保するため、鉗子（ピンセットを長くしたような器具）で膵臓を押すことがあります。ＬＤＧ群で膵液漏が多かったのは、この鉗子による膵臓の圧損傷があったからではないか――。

仮説を立て、ヒトの臓器と近いブタで実験したところ、思ったとおりのことが起きました。やはり、圧をかけたことが悪かったのです。

そこで私の医療チームでは、膵臓を押さえないＬＤＧの開発に挑みました。膵臓を圧迫しない術式の45例と、膵臓を圧迫する可能性のある従来の術式の51例を比べたところ、膵臓を圧迫しない術式のほうが有意に感染症合併症が少なく、膵液漏をほぼ皆無にできたのです。胃がん手術で命を落とす人を一人でも減らしたい、という思いが実を結びました。

今では、膵臓に限らず、他の臓器についても、「触らないほうがいい」ことは常識になり、できるだけ触らない手術の普及と開発が進んでいます。

内視鏡検査の安全性を高めた「ミント水」

私が開発したものの中でも、読者の皆さんにとって身近なのは「l（エル）―メントール製剤（ミンクリア）」だと思います。「ミンクリア」と聞いても、何のことかすぐに浮かぶ方は少ないかもしれませんが、内視鏡検査で活躍しています。

ミンクリアとは、ハーブの一種、ペパーミントを使った胃蠕動《ぜんどう》運動抑制薬で、内視鏡検査・治療の際に、胃の動きを止めて、検査や治療をやりやすくします。

胃は通常1分間に3～4回、ゆっくりと動いて消化活動を行います。この動きは内視鏡で観察したり治療したりするときの邪魔になり、胃がんなどの病変を見落とす要因になるため、私は見落としを防ぎ、検査効率を高めるために、ミンクリアを開発しました。

従来は、薬剤の注射で抑制し、検査や治療を行っていたのですが、それはとても痛い上に、目がかすんだり、尿が出にくくなったりする副作用があり、不整脈などの持病がある患者さんには使えませんでした。しかも、年に1人ぐらい、亡くなるケースも報告されていたので、なんとかしなければと思っていたのです。

するとある日、ラジオ番組を聴いていたら、偶然にもゲストにミミズの解剖学者が呼ばれていて、パーソナリティが『動いているミミズを、どうしたら生きたまま解剖できるんですか』と質問しました。するとその解剖学者の方は、『ミント水に浸して蠕動運動を止めるのです』と答えたのです。そのとき、ひらめきました。学生時代に、授業で「腸管は蠕動運動している」と習ったことを思い出したのです。

「ミミズの動きを止められるのなら、胃や腸の運動も止められるにちがいない」そう思い、さっそく内視鏡検査で使う管を通して患者さんの胃にミントオイルをまいたところ、ものの10秒もしないうちに動きが止まったのです。

「これだ！」と思いました。それを機に本格的に研究を始め、2003年には論文を発表して、ただちに製品化しようと動き出しましたが、ほとんどの製薬会社は相手にしてくれませんでした。何社もあたってみて、ようやく、理解してくれる会社にめぐり合い、2010年に保険の認可がおりて、2011年に発売へこぎつけました。

ミンクリアは胃に散布するだけなので簡単だし、何より安全で、副作用がほとんどない。強いてあげれば、検査の翌朝、お尻がスースーすることぐらいです。患者さんからの評判もすこぶるいいです。

からだの病を治し、心をいやすために

クリニカルクエスチョンはベッドサイドにある

これらの話をすると、皆さん「よくひらめきましたね」とか「その発想はどこから湧いてくるんですか」と聞かれます。

私は自分の部下や学生にはいつも、**「クリニカルクエスチョンはベッドサイドにある」**と伝えています。

クリニカルクエスチョンというのは、医学研究に必要な疑問のこと。簡単に言うと、研究テーマのことです。ベッドサイドというのは、患者さんのベッドサイド。必要なことは患者さんが教えてくれるということです。

医学研究は、患者さんが必要としていることでないと、取り組む意味がないと私は思っ

ています。

たとえば、ＩＬ６という有名な物質がありますが、ある医師が「あなたの手術をしたときに、ＩＬ６を減らす手術ができましたよ」と言ったとします。

１００人の患者さんのうち何人が喜ぶでしょうか。それは多分ゼロでしょう。30万人いたら、１人ぐらいはもしかすると喜んでくれるかもしれないけれど、ほとんどの人はわからないので喜ばない。でも、そうではなくて「あなたの手術をします。普通だったら39度の熱が出て、結構苦しい思いをしたりするところですが、この手術なら熱は出ません」と説明されたらどうですか。同じことを言っているのに、患者さんは喜びます。

患者さんにわかるような「結果」を求めること。そのために、私は常に、ベッドサイドに行くことを大事にしています。

「クリニカルクエスチョン」は、患者さんが困っていること、患者さんが欲しているものを理解することが起点となります。

ベッドサイドで、患者さんを目で見て、声を聞き、触れてはじめて、私たちが本当の意味で取り組む価値のあるクエスチョンが見つかります。

患者さんと「二度」握手をする理由

私は治療開始前と手術の後に、必ず患者さんと握手しています。

これには2つの理由があります。

一つは、患者さんの心を病気から解き放って差し上げることが目的です。がんと宣告され、手術を控えている患者さんは、「自分はがんだ、もう死んでしまうかもしれない」という想いで、頭の中がいっぱいになっています。

合併症はこうで、死亡率は何%、生存率は何%など、おそろしい話を聞かされて、怖くてわなわなと震えたくなるような思いを必死にこらえているのです。

緊張している状態では説明が頭に入って行きませんし、からだよりも先に心ががんに負けてしまって、食事も喉を通らなくなるでしょう。食事ができなくなると、栄養がうまく摂れなくなり、からだも弱る、手術することもできなくなってしまう――そんな負のループに陥ってしまいます。

そこで私は手を握り「一緒にがんばりましょう」と伝えます。

すると患者さんの心はいくぶん緊張がほどけて、少し安心した表情をされ、涙を流される患者さんもいます。一緒にこれから立ち向かっていきましょう。治療開始前の握手には、そんな意味があります。

2つ目は、術後の握手です。これも非常に重要な意味があります。**というのも私は、術後に握手することで、患者さんの気力と、筋力を確認させてもらっているのです。**

「しっかりと握ってください」と言って、ぐっと握手をすると、大体元気な人はぐっと握り返してくださるし、元気のない人は、ほにゃほにゃっと、あまり力を入れられなくて、目の力も弱くなっています。そういう方には、さらなる治療を考えないといけない。私は握手で、そのようなことを診ているのです。

じつは、この私の握手には歴史があります。1994年頃、ドイツのウルム大学に初めて留学していたときのことです。指導してもらっていた教授が、回診の際に必ず、患者さん全員と握手をしていたのです。

それを見て私は、握手によって患者さんとのコミュニケーションを上手くとることができ、同時に患者さんのコンディションも診ているということを学び、感銘を受けました。

以来、私も診療に握手を取り入れているというわけです。

「生きながらえるため」でなく「人生を楽しむため」の医療

私は、父方も母方も代々外科医師の家に生まれました。人が思うほど順風満帆でもなく、10代のある時期までは「医者になんかなりたくない」と思っていました。

若さゆえの反発もありましたし、何より勉強よりも他の楽しいことに夢中で、勉強に身が入らない時期が続きました。高校時代には、ついに落第して上の学年に進むことができず、親をずいぶん心配させてしまったほどです。

その時期のことです。アメリカのハーバード大学に留学中の整形外科医をしていた叔父が、私を心配したのでしょう、一時帰国の折に訪ねてきてくれました。

叔父は、医師としても、研究者としても、将来を嘱望される存在でした。私は彼が大好きでした。かっこよくて優しくて、優秀で、文字通り、私の憧れでした。

叔父は落第した私を叱りませんでした。ただひと言、「大丈夫か」と聞いてくれて、「大丈夫です」と答えると、「だったら、お前の言うことを信じよう」と言って帰って行きました。そして、その翌日か翌々日だったでしょうか、心臓発作で急死してしまったのです。

私はショックのあまり、当時のことをあまりよく覚えていないのですが、あるとき「何やってんだ、俺。ぼーっとしている場合じゃない」と目が覚めたように猛勉強するようになりました。その後、北里大学に入り、さらに医学も臨床も研究も面白くなって、今に至っています。大好きな叔父の死が、私が真剣に医師の道を歩むきっかけとなりました。

消化器外科に進んだのは、第一には、同じく消化器外科医だった父の後ろ姿がかっこよかったというのもありますが、母方の曾祖父のDNAも関係があるのかもしれません。

曾祖父の名は、三宅速《みやけはやり》。九州大学医学部の前身である、京都帝国大学福岡医科大学で、初代教授として第一外科を立ち上げた人物です。九州大学病院第一外科のホームページには、「1905年に日本で初めて脳腫瘍摘出術を成功させた」とあります。

ただ、速の専門は、脳外科、整形外科の他、一番力を入れた胆石症、胃腸外科など消化器外科で、中でも胃がんに関しては九大に着任して早々、世界の胃外科医としてトップランナーであった、ポーランドのブレスラウ大学（元ヴロツワフ大学）のミクリッチの愛弟子として、当時日本では行われていなかった最新の外科治療を実施したといいます。速が残した『胃癌』という本は、現在でも胃がんに関するバイブルという人もいるほどの高評価を得ています。

ひ孫の私が、ドイツに留学し、患者さんの〝食べるを守る〟胃がん手術の開発に成功したのも、決して偶然ではないと思えてきます。

速は、もう一つ、稀有な逸話の持ち主でもあります。1922年（大正11年）、速は欧米の医療事情視察を終えて帰国する船上で、体調を崩したアインシュタインをドイツ語を駆使して懇切丁寧に診療したと言うのです。そのときアインシュタインは出版社の招きで訪日の船旅にあり、その船上でノーベル物理学賞受賞の報を受けました。

発熱および粘血便を見たアインシュタインは、「自分は直腸がんではないか」と非常に心配したそうですが、幸いにも痔出血であったらしく、連日往診して局所消毒を施し寛解したと日記に書き残しています。大きな恩義を感じたアインシュタインは、日本滞在中に福岡の速の自宅を表敬訪問。以来、太平洋戦争の空爆で速が亡くなるまで、2人は文通によって友情を育んでいたそうです。

アインシュタインを診察したとは驚きのエピソードですが、私が強く心を動かされたのは、曾祖父が常に「人を癒すための医療と研究」を目指して自らを鼓舞していたことです。自らの臨床と研究を懸命に論文に残し、また、九州大学でも、人を癒すための医療を学生たちに身をもって伝えることに愚直に注力していた曾祖父。

私は、曾祖父について知るずっと前から、単に「生きながらえさせる」ための医療ではなく、「人生を楽しめるようにする」ための医療を目指してきました。曾祖父の想いを、時代を超え受け継ぐかのように、医師としての道を歩んでいる自分を感じています。

人間には寿命があり、私もやがてこの世を去ります。

自分が去った後に残せるものは「論文」と「教育」だけ。一番重要なのはこの2つだと、いつも自分に言い聞かせ、後輩の医師たちにも伝え続けています。

おわりに

最後までお読みいただき、ありがとうございました。

私には尊敬する恩師がいます。それは、医師でも大学教授でもなく、小学校のクラス担任の、中山理《ただし》先生です。

私が通った小学校、慶應義塾幼稚舎は小学校の6年間、担任もクラスの顔ぶれも変わらないという、ちょっと特殊な環境でした。中山先生は6年間ずっと担任をしていただいたばかりでなく、卒業後も、人生で迷ったり苦しいと感じたとき、私たちクラスメイトは、いつも先生に相談してきました。いつどんな相談をしても、私たち一人一人のことを心底思っての答えが、痛いほど心に響くのです。

私が相談したのは、学生時代と大学院生の頃との2回にわたる留学先についてでした。当時、留学先のメインストリームといえばアメリカでした。アメリカの方が英語は上手くなるし、論文を書くのにも有利だからです。

ただ私は、父の仕事の関係でドイツで育ち、知り合いも多数いたことから、どうしようかと迷っていました。

相談しに行くと先生は、「それは絶対ドイツだよ」と即答しました。

「アメリカに行くのもいいけど、私は絶対ドイツに行くべきだと思うな。なぜかというと、若い友人をつくることができるから。その友情は多分、君の一生の財産になるだろう。アメリカに行って、1本のすばらしい論文を書いて、偉い教授たちと知り合うことは、そんなに大きなことじゃない。だって、君が偉くなる頃には、その教授たちはもう引退しているだろう。でも、同年代の、本当に心を通わせられる友人ができて、君と同じような道に進んだ場合、その人たちは君にとってすごい力になるし、助けてもくれる。だから、いい友人をつくるために、君はドイツに行ったほうがいい」

私はドイツ行きを即決しました。そして先生がおっしゃった通り、最高の友人ができました。ドイツには外科医をやっている親友がいます。

中山先生がかけてくれた「好きなことをとにかく突き進んでやりなさい。他に、どうしてもやらなければいけないことがあったとしても、好きなことのほうを優先しなさい」という言葉は、いつも私の行く手を照らしてくれ、おかげで、私は、患者さんの「食べられる幸せ」を守り、幸せな人生をお手伝いすることができる外科医の道を、一心不乱に歩むことができています。

人は、ただ生きているわけではありません。生きているということは、食べて、誰かと心通わせ、好きなものを見つけて、前を見るということです。

私が中山先生に「好きなことをとにかく突き進んでやりなさい」と言ってもらえたように、患者さんにも、ただ生きているというのではなくて、好きとか、うれしいとか、楽しいとか、そういったことを存分に経験してほしいと願います。

「食べる」ということも、きっとその一つになることができるはずです。おいしいものを、好きな誰かと、楽しく食べていただく。

病気になっても、療養中でも、どんな状況でも、その「食べる」という光を守るために、これからもさまざまな取り組みをしていきます。

食べるということは、生きるということ。

食べたいという欲は、生きたいという欲。

人生を終えるその瞬間まで、自分らしく、幸せに生き抜くために、胃の健康に取り組んでいただけたら幸いです。

比企直樹

【参考図書】
『毎日おいしく食べる！胃を切った人のための食事』比企直樹（ナツメ社）
『がん研有明病院の胃がん治療に向きあう食事』比企直樹（女子栄養大学出版部）
『アインシュタインからの墓碑銘』比企寿美子（出窓社）

比企 直樹 （ひき・なおき）

北里大学医学部上部消化管外科学主任教授。北里大学医学部を卒業後、東京大学大学院医学系研究科修了。その間、ドイツ・ウルム大学や青梅市立総合病院外科などでも医師としての経験を積む。がん研究会有明病院に14年勤務、胃外科部長として日本トップクラスの手術症例数を執刀。「胃がん」における治療法の考案・手術方式の開発は数知れず、世界のスタンダードになっているものも多数。手術だけでなく、治療を支える「栄養」の重要性からがん研有明病院時代には「栄養管理部」を立ち上げ運営。2019年に北里大学医学部上部消化管外科学主任教授に就任後は上部消化管がんの手術に加え、医学部・栄養部合同の「栄養部」を開設、部長も兼任する。次世代ドクターと管理栄養士の指導に携わり、後進の育成に力を入れる。一般社団法人日本栄養治療学会の理事長や日本消化器外科学会の理事などを務める。

staff

装　丁　萩原弦一郎（256）
本文デザイン　野口佳大
写　真　吉濱篤志
学会写真　梅本昌裕
イラスト　松山朋未
DTP　髙本和希（天龍社）
構　成　木原洋美（医療ジャーナリスト）
編集協力　鷗来堂
編集　橋口英恵（サンマーク出版）

100年食べられる胃

2025年 3月 1 日　初版印刷
2025年 3月10日　初版発行

著　　者　比企 直樹
発 行 人　黒川 精一
発 行 所　株式会社サンマーク出版
〒169-0074
東京都新宿区北新宿2-21-1
電話 03-5348-7800
印　　刷　三松堂株式会社
製　　本　株式会社村上製本所

ISBN978-4-7631-4187-3　C0075

● ホームページ
https://www.sunmark.co.jp

100年時代を支える健康書ベストセラー

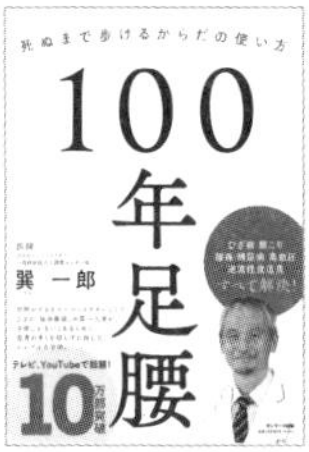

100年足腰
死ぬまで歩けるからだの使い方

巽一郎　1,430円（10%税込）

からだの持つ「治癒力」を最大限に活かして
元気に歩く方法が満載。

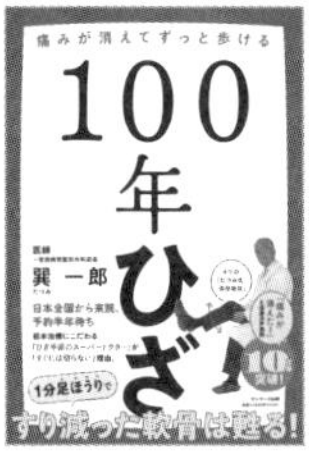

100年ひざ
痛みが消えてずっと歩ける

巽一郎　1,540円（10%税込）

テレビで大反響、すり減った「軟骨」がよみがえる
「足ほうり体操」とは？

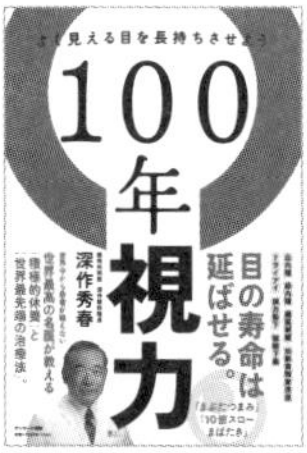

100年視力
よく見える目を長持ちさせよう

深作秀春　1,540円（10%税込）

世界中が注目するスーパードクターが教える
病気知らずの「長生き目」習慣。

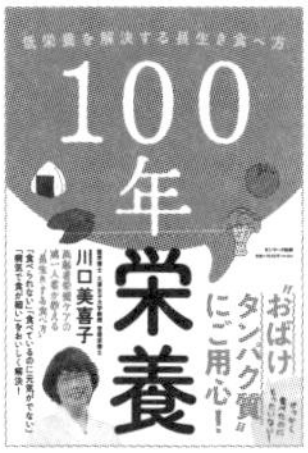

100年栄養
低栄養を解決する長生き食べ方

川口美喜子　1,540円（10%税込）

「おばけタンパク質」にご用心、
自分と家族を守る本当に正しい「食の知識」。

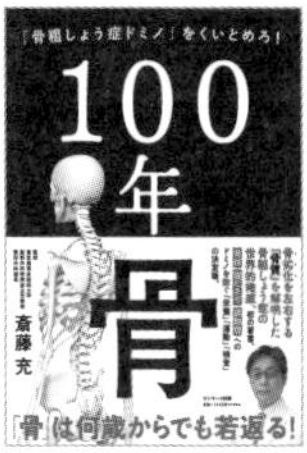

100年骨
「骨粗しょう症ドミノ」をくいとめろ！

斎藤充　1,540円（10%税込）

骨粗しょう症の世界的権威初の著書。
「骨」は何歳からでも若返る。